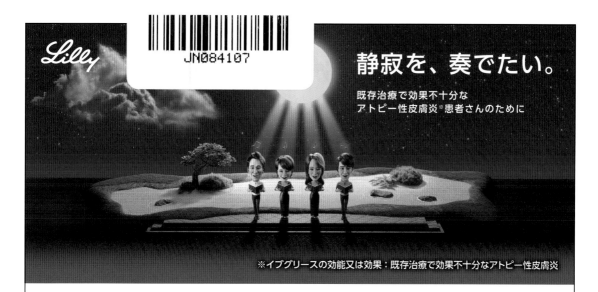

静寂を、奏でたい。

既存治療で効果不十分な
アトピー性皮膚炎※患者さんのために

※イブグリースの効能又は効果：既存治療で効果不十分なアトピー性皮膚炎

抗ヒトIL-13モノクローナル抗体製剤　薬価基準収載

 イブグリース® 皮下注250mg
オートインジェクター
シリンジ

レブリキズマブ(遺伝子組換え)注射液
Ebglyss® Subcutaneous Injection Autoinjectors, Ebglyss® Subcutaneous Injection Syringes

生物由来製品　劇薬　処方箋医薬品(注意－医師等の処方箋により使用すること)
最適使用推進ガイドライン対象品目

1. 警告
本剤の投与は、適応疾患の治療に精通している医師のもとで行うこと。

2. 禁忌(次の患者には投与しないこと)
本剤の成分に対し過敏症の既往歴のある患者

4. 効能又は効果
既存治療で効果不十分なアトピー性皮膚炎

5. 効能又は効果に関連する注意
5.1 ステロイド外用剤やタクロリムス外用剤等の抗炎症外用剤による適切な治療を一定期間施行しても、十分な効果が得られず、強い炎症を伴う皮疹が広範囲に及ぶ患者に用いること。
5.2 原則として、本剤投与時にはアトピー性皮膚炎の病変部位の状態に応じて抗炎症外用剤を併用すること。
5.3 本剤投与時も保湿外用剤を継続使用すること。

6. 用法及び用量
通常、成人及び12歳以上かつ体重40kg以上の小児には、レブリキズマブ(遺伝子組換え)として初回及び2週後に1回500mg、4週以降、1回250mgを2週間隔で皮下投与する。なお、患者の状態に応じて、4週以降、1回250mgを4週間隔で皮下投与することができる。

7. 用法及び用量に関連する注意
本剤による治療反応は、通常投与開始から16週までには得られる。16週までに治療反応が得られない場合は、投与中止を考慮すること。

8. 重要な基本的注意
8.1 本剤投与中の生ワクチンの接種は、安全性が確認されていないので避けること。
8.2 本剤が疾病を完治させる薬剤でなく、本剤投与中も保湿外用剤等を併用する必要があることを患者に対して説明し、患者が理解したことを確認したうえで投与すること。

9. 特定の背景を有する患者に関する注意
9.1 合併症・既往歴等のある患者
9.1.1 寄生虫感染患者 本剤を投与する前に寄生虫感染の治療を行うこと。また、患者が本剤投与中に寄生虫感染を起こし、抗寄生虫薬による治療が無効な場合には、寄生虫感染が治癒するまで本剤の投与を一時中止すること。本剤はIL-13を阻害することにより2型免疫応答を減弱させ、寄生虫感染に対する生体防御機能を減弱させる可能性がある。
9.1.2 長期ステロイド内服療法を受けている患者 本剤投与開始後に経口ステロイドを急に中止しないこと。経口ステロイドの減量が必要な場合には、医師の管理下で徐々に行うこと。

11. 副作用
次の副作用があらわれることがあるので、観察を十分に行い、異常が認められた場合には投与を中止するなど適切な処置を行うこと。
11.1 重大な副作用
11.1.1 重篤な過敏症(0.2%) アナフィラキシー等の重篤な過敏症があらわれることがある。
11.2 その他の副作用(抜粋) 5%以上：アレルギー性結膜炎、結膜炎

21. 承認条件
医薬品リスク管理計画を策定の上、適切に実施すること。

その他の注意事項等情報については電子添文を参照ください。

製造販売元〈文献請求先及び問い合わせ先〉
日本イーライリリー株式会社
〒651-0086 神戸市中央区磯上通5丁目1番28号

Lilly Answers リリーアンサーズ
日本イーライリリー医薬情報問合せ窓口
medical.lilly.com/jp

(医療関係者向け)
0120-360-605 ※1
受付時間 月曜日～金曜日 8:45～17:30※2
※1 通話料は無料です。携帯電話からでもご利用いただけます。
尚、IP電話からはフリーダイヤルをご利用できない場合があります。
※2 祝祭日および当社休日を除きます。

PP-LK-JP-0402　2024年5月作成

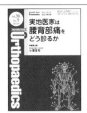

マンスリーブック　オルソペディクス
編集主幹
松本守雄/斎藤　充
Vol. 37　No. 1〜13（月刊）
税込年間購読料　42,570 円
（通常号 11 冊・増大号・1 冊・増刊号 1 冊）
2024 年特集テーマ――――――以下続刊
No. 7　知っておくべき二次性骨折
　　　予防の基本知識
No. 8　高齢者リウマチ性疾患の診
　　　かた

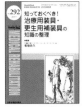

マンスリーブック　メディカルリハビリテーション
編集主幹
宮野佐年/水間正澄/小林一成
No. 296〜308（月刊）
税込年間購読料　40,150 円
（通常号 11 冊・増大号 1 冊・増刊号 1 冊）
2024 年特集テーマ――――――以下続刊
No. 302　がんロコモ―がん患者の運動器
　　　　管理とリハビリテーション診療―
No. 303　咀嚼・嚥下機能の評価とトラブルシュー
　　　　ティング―窒息・誤嚥性肺炎の危機管理―

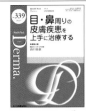

マンスリーブック　デ ル マ
編集主幹
照井　正/大山　学/佐伯秀久
No. 343〜355（月刊）
税込年間購読料　43,560 円
（通常号 11 冊・増大号 1 冊・増刊号 1 冊）
2024 年特集テーマ――――――以下続刊
No. 350　皮疹が伝えるメッセージ
No. 351　皮膚科医も知っておきたい
　　　　ワクチン

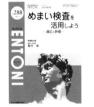

マンスリーブック　エントーニ
編集主幹
曾根三千彦/香取幸夫
No. 292〜304（月刊）
税込年間購読料　42,900 円
（通常号 11 冊・増大号 1 冊・増刊号 1 冊）
2024 年特集テーマ――――――以下続刊
No. 299　知っておきたい耳鼻咽喉科の
　　　　遺伝性疾患―診断と対応―
No. 300　めまい―診断と治療のポイ
　　　　ント―

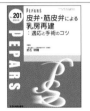

形成外科関連分野の好評雑誌　ペパーズ
編集主幹
上田晃一/大慈弥裕之/小川　令
No. 205〜216（月刊）
税込年間購読料　42,020 円
（通常号 11 冊・増大号 1 冊）
2024 年特集テーマ――――――以下続刊
No. 211　まずこの1冊！新しい創傷
　　　　治療材料を使いこなす
No. 212　乳房の美容外科 私の治療
　　　　戦略

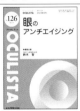

マンスリーブック　オクリスタ
編集主幹
村上　晶/高橋　浩/堀　裕一
No. 130〜141（月刊）
税込年間購読料　41,800 円
（通常号 11 冊・増大号 1 冊）
2024 年特集テーマ――――――以下続刊
No. 136　コンタクトレンズ処方＆ケ
　　　　ア update
No. 137　今だから知りたい！老視研
　　　　究・診療の最前線

♣ 書籍のご案内 ♣

◆運動器臨床解剖学
　―チーム秋田の「メゾ解剖学」基本講座―改訂第2版
　編/秋田恵一・二村昭元
　　　　　　　定価 6,490 円（税込）B5 判 248 頁

◆明日の足診療シリーズⅣ
　足の外傷・絞扼性神経障害、糖尿病足の診かた
　監/日本足の外科学会
　　　　　　　定価 8,690 円（税込）B5 判 274 頁

◆[Web 動画付き]優投生塾 投球障害攻略
　マスターガイド
　編著/森原　徹・松井知之
　　　　　　　定価 7,480 円（税込）B5 判 302 頁

◆睡眠環境学入門
　監/日本睡眠環境学会
　　　　　　　定価 3,850 円（税込）B5 判 270 頁

◆[Web 動画付]外傷エコー診療のすすめ
　監/渡部欣忍・最上敦彦
　編/笹原　潤・酒井瑛平
　　　　　　　定価 8,800 円（税込）B5 判 406 頁

◆インプラント周囲骨折を極める
　編/馬場智規 定価 16,500 円（税込）A4 変型判 406 頁

◆[Web 動画付き]AKO 手術における私の工夫
　編/竹内良平　定価 7,480 円（税込）B5 判 152 頁

◆研修医・臨床検査技師のための乳腺・
　甲状腺検査の手引き―専門病院 相良病
　院×伊藤病院がおくる検査の実際―
　監/伊藤公一・相良吉昭
　　　　　　　定価 4,950 円（税込）B5 判 252 頁

◆メンタルメイクセラピスト®
　検定公式テキスト＜学科編＞
　編/公益社団法人 顔と心と体研究会
　　　　　　　定価 7,920 円（税込）B5 判 298 頁

◆ファーストステップ！子どもの視機能をみる
　―スクリーニングと外来診療―
　編/仁科幸子・林　思音
　　　　　　　定価 7,480 円（税込）B5 判 318 頁

◆明日の足診療シリーズⅢ
　足のスポーツ外傷・障害の診かた
　監/日本足の外科学会
　　　　　　　定価 9,350 円（税込）B5 判 398 頁

◆カスタマイズ治療で読み解く美容皮膚診療
　著/黄　聖琥　定価 10,450 円（税込）B5 判 182 頁

◆健康・医療・福祉のための睡眠検定
　ハンドブック up to date
　監/日本睡眠教育機構
　　　　　　　定価 4,950 円（税込）B5 判 398 頁

年間購読のお客様には送料弊社負担にて，毎月最新号をお手元にお届けいた
します。バックナンバーもぜひお買い求めください。

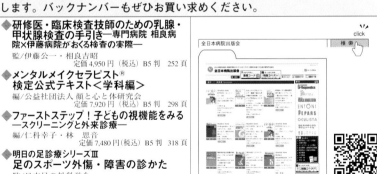

全日本病院出版会
〒 113-0033 東京都文京区本郷 3-16-4
TEL：03-5689-5989　　FAX：03-5689-8030
www.zenniti.com

編集企画にあたって…

　熟練した皮膚科医はその深い経験から，一目見ただけで多くの皮膚疾患を直感的に診断できます．これは我々が人の顔を見た瞬間に誰と認識できることや自分の見慣れた故郷の風景を見せられたときにどの地域か判別できるようなことと近しい感覚であろうと考えております．しかしながら自分の見慣れない風景を見せられてどの地域かを推定するのが困難なのと同様，自身の経験にない皮膚疾患を直感で診断するのは非常に難易度が高いことです．ここ数年，「GeoGuessr」というゲームが話題となっています．ある地域の写真を見て，それが世界中のどの地点かを地図上でプロットし，本来の地点からの距離の短さを競うゲームで，1枚の写真にある道の幅，立て札の言語，樹木の種類などから地域を推定する点が，皮膚科医にとっての「皮疹」と類似していると常々思っています．皮疹のパターン，移り変わり，部位的特徴などから疾患を絞り込み，疾患のカテゴリ（感染症，炎症性疾患，腫瘍など）ごとに鑑別診断を挙げ，病理所見と合わせて診断に至るのが優れた皮膚科医だと思います．この診断方法（ロジック）を熟知した皮膚科医は自分が経験したことのない皮膚疾患の絞り込みが可能であり，さらに，皮疹が出現している機序を理解していれば，ありふれた皮膚疾患の多様なバリエーションも診断ができると考えております．「皮疹」はこの診断方法のスタート地点となる最も重要な身体所見であり，これを熟知することは弁護士などの法律家が法律を熟知することとも似ていると思っています．とはいえ私もまだまだ未熟者で，診断の道を究めたとは口が裂けても言えませんが，診断技術に優れた先生方に指導や助言を頂きながら日々その頂にたどり着けるように努力をしております．

　本特集では「皮疹が伝えるメッセージ」と題してそれぞれの分野のエキスパートの先生方に「皮疹」をメインテーマに感染症，腫瘍，炎症性疾患の評価，内臓疾患など多岐にわたって執筆を賜りました．実用的な診療のコツや見逃してしまう可能性のある重要疾患などについて幅広く記載頂いており，とても読み応えのある内容で，さらに写真や解説を多く取り入れて頂いたことで皮膚科の先生方のみでなく，多くの医療関係者の方にとって楽しみながら知識を得られる1冊になったと考えております．ご執筆頂いた先生方にはこの場を借りて御礼申し上げたいと思います．誠にありがとうございました．本特集が皆様の日常診療のお役に立つことを心より祈念しております．

2024年5月

加藤裕史

KEY WORDS INDEX

WRITERS FILE
ライターズファイル
（50音順）

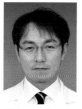

緒方　大
（おがた　だい）

2005年	鹿児島大学卒業 麻生飯塚病院，初期研修医
2007年	同病院形成外科，皮膚科，後期研修医
2008年	静岡がんセンター皮膚科，レジデント
2011年	埼玉医科大学皮膚科，助教
2016年	同，講師
2017年	MDアンダーソン癌センター
2019年	国立がん研究センター中央病院皮膚腫瘍科

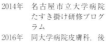

木庭　幸子
（きにわ　ゆきこ）

1993年	信州大学医学部付属病院皮膚科，医員(研修医)
1995年	長野赤十字病院皮膚科
1998年	慶應義塾大学医学部，共同研究員 先端医科学研究所細胞情報研究部門
2000年	信州大学医学部付属病院，医員
2003年	米国Baylor医科大学留学(Pos doc)
2006年	信州大学医学部皮膚科，助手
2011年	同大学医学部附属病院，講師
2018年	同大学医学部，准教授

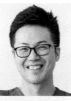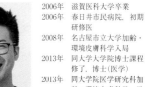

古橋　卓也
（ふるはし　たくや）

2006年	滋賀医科大学卒業
2006年	春日井市民病院，初期研修医
2008年	名古屋市立大学加齢・環境皮膚科学入局
2013年	同大学大学院博士課程修了，博士(医学)
2013年	同大学院医学研究科加齢・環境皮膚科学，助教
2014年	愛知県厚生農業協同組合連合会 稲沢厚生病院，医員
2016年	春日井市民病院皮膚科，医長
2021年	同，主任部長

小川　浩平
（おがわ　こうへい）

2005年	奈良県立医科大学卒業 同大学附属病院，臨床研修医
2007年	同大学皮膚科，医員
2010年	同大学大学院医学研究科入学
2012年10〜12月	札幌皮膚病理診断科，研修医
2013年	奈良県立医科大学大学院医学研究科修了 同大学皮膚科，助教
2015年	ICDP-UEMS認定国際皮膚病理専門医取得
2021年	奈良県立医科大学皮膚科，学内講師

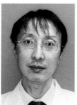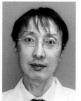

坂井田高志
（さかいだ　たかし）

2014年	名古屋市立大学病院たすき掛け研修プログラム
2016年	同大学病院皮膚科，後期研修医
2017年	豊川市民病院皮膚科
2019年	稲沢厚生病院皮膚科
2022年	江南厚生病院皮膚科

牧野　雄成
（まきの　かつなり）

2003年	信州大学卒業 熊本赤十字病院研修医(救急部)
2006年	熊本大学皮膚科入局
2007年	飯塚病院皮膚科
2008年	熊本医療センター皮膚科
2012年	熊本大学大学院修了
2013年	水俣市立総合医療センター皮膚科，部長
2015年	Postdoctoral fellow, Boston University School of Medicine, USA
2018年	熊本大学免疫アレルギー血管病態学寄附講座，特任助教
2020年	同，特任准教授
2024年	熊本大学皮膚科，准教授

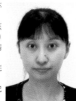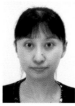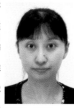

加藤　裕史
（かとう　ひろし）

2004年	名古屋市立大学卒業 社会保険中京病院，臨床研修医
2006年	名古屋市立大学病院皮膚科，シニアレジデント
2007年	熊本大学病院皮膚科・形成再建科(国内留学)
2008年	名古屋市立大学医学部皮膚科，臨床研究医
2011年	同大学病院皮膚科・臨床研修センター，特任助教
2012年	蒲郡市民病院皮膚科，科長
2015年	名古屋市立大学大学院加齢・環境皮膚科学，病院講師
2016年	同，講師
2021年	同，准教授(現職)
2023年	Otto von Guericke University Magdeburg clinical researcher 帰国し，現在に至る．

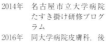

外川　八英
（とがわ　やえい）

1999年	東京慈恵会医科大学卒業
1999年	国保旭中央病院研修医(スーパーローテート)
2001年	千葉大学医学部附属病院皮膚科，医員
2003年	同大学医学部附属病院皮膚科，助手
2004年	同大学大学院医学研究院皮膚科学，助手
2007年	同大学大学院医学研究院皮膚科学，助教
2021年	同大学医学部附属病院皮膚科，講師

峠岡　理沙
（みねおか　りさ）

2002年	京都府立医科大学卒業 同大学皮膚科学教室入局
2004年	同大学大学院入学
2007年	同大学皮膚科学教室，医員
2008年	同，助教
2013年	同，講師(学内)
2017年	同，講師

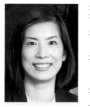

西田　絵美
（にしだ　えみ）

2004年	名古屋市立大学卒業
2006年	名古屋市立大学皮膚科，シニアレジデント
2007年	独立行政法人国立長寿医療研究センター，特別研究生
2008年	京都大学医学研究科次世代免疫制御を目指す創薬医学融合拠点特別研究生
2010年	名古屋市立大学皮膚科，臨床研究医
2012年	同，助教
2016年	同，講師
2020年	岡崎市民病院皮膚科，統括部長
2024年	名古屋市立大学医学部附属西部医療センター皮膚科教授・乾癬治療ケアセンター，センター長

渡邉　裕子
（わたなべ　ゆうこ）

2004年	秋田大学卒業
2006年	横浜市立大学附属市民総合医療センター皮膚科，医員
2009年	同大学附属病院皮膚科，助手
2016年	同大学大学院医学研究科博士課程修了 同研究科環境免疫病態皮膚科学，助教
2020年	同大学附属病院皮膚科，診療講師
2022年	同大学大学院医学研究科環境免疫病態皮膚科学，学部講師

INDEX

Monthly Book *Derma.* No. 350／2024.7 ◆目次

皮疹が伝えるメッセージ

■編集企画／名古屋市立大学准教授　加藤　裕史　　◆編集主幹／照井　正　　大山　学　　佐伯　秀久

足爪治療 マスターBOOK

好評

編集
高山かおる　埼玉県済生会川口総合病院皮膚科 主任部長
齋藤　昌孝　慶應義塾大学医学部皮膚科 専任講師
山口　健一　爪と皮膚の診療所 形成外科・皮膚科 院長

2020 年 12 月発行　B5 判　オールカラー
232 頁　定価 6,600 円（本体 6,000 円＋税）

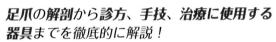

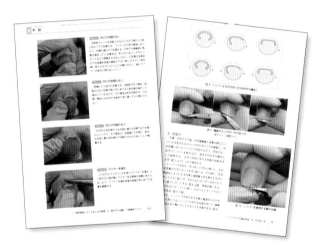

足爪の解剖から診方、手技、治療に使用する器具までを徹底的に解説！

種類の多い巻き爪・陥入爪治療の手技は、巻き爪：8 手技、陥入爪：7 手技を Step by Step のコマ送り形式で詳細に解説しました。

3 名の編者が語り尽くした足爪座談会と、「肥厚爪の削り方」の手技の解説動画も収録！

初学者・熟練者問わず、医師、看護師、介護職、セラピスト、ネイリストなど、フットケアにかかわるすべての方に役立つ 1 冊です！

全日本病院出版会　〒113-0033　東京都文京区本郷 3-16-4　Tel：03-5689-5989
www.zenniti.com　Fax：03-5689-8030

MB Derma, 350：1-6, 2024.

◆特集／皮疹が伝えるメッセージ

内臓悪性疾患とそれに関連する皮疹 ―診断のポイント―

緒方　大*

Key words：デルマドローム(dermadrome), Bazex 症候群(Bazex syndrome), 壊死性遊走性紅斑 (necrolytic migratory erythema), 皮膚筋炎(dermatomyositis)

Abstract　全身疾患または内臓病変とともに経過する皮膚の変化は, 以前より本邦では「dermadrom(デルマドローム)」と呼ばれてきたが, 欧米では, 同様の皮膚病変を指す表現として paraneoplastic dermatoses(腫瘍随伴性皮膚疾患), skin manifestations of internal disorders といった表現が用いられている. 様々な皮膚症状から関連する疾患を想起し, 診断に至り, 病態の把握につなげることは, 皮膚科医の重要な役割と考え, 本稿ではいくつかの症例を供覧する.

はじめに

　全身疾患または内臓病変とともに経過する皮膚の変化は, 以前より本邦では「dermadrome(以下, デルマドローム)」と呼ばれ[1], さらには皮膚以外の病変の特徴的病態を直接反映した皮膚病変を「直接デルマドローム」, 内臓病変と皮膚症状とが1対1に対応しない, もしくは直接の因果関係がみられない皮膚病変を「間接デルマドローム」と区別するとされてきた[2]. 欧米の文献に目を向けると, 同様の皮膚病変を指す表現として paraneoplastic dermatoses(腫瘍随伴性皮膚疾患), skin manifestations of internal disorders といった表現が用いられている[3]. いずれにしても遭遇した皮膚症状から関連する疾患を想起し, 診断に至り, 病態の把握につなげるためには, 内臓悪性疾患とそれに関連し得る皮疹(**表 1**)[4]の特徴を理解しておくことが必要であり, それは皮膚科医の重要な役割であるともいえる. 本稿では, 筆者の経験した症例を中心に内臓悪性疾患とそれに関連する皮疹について解説する.

* Dai OGATA, 〒104-0045 東京都中央区築地 5-1-1　国立がん研究センター中央病院皮膚腫瘍科, 医長

Bazex 症候群と肺がん

　＜症例 1＞50 代, 男性

　現病歴：初診 4 か月前から, 特に誘因なく掌蹠の角化, 四肢の鱗屑を伴う紅斑が出現. その後, 四肢にも角化性紅斑が拡大してきたため紹介受診となった.

　臨床所見：手掌・足底では角質の肥厚と亀裂が著明で, 手背には角化性紅斑がみられる(**図 1-a〜c**). また, 両側の前腕や下腿にも角化性の淡い紅斑が拡大し, 耳介には鱗屑を伴っている(**図 1-d**).

　Bazex 症候群を疑い足底の角化部から実施した皮膚生検では, 表皮角層の肥厚と, 表皮突起の不規則な延長がみられ, 真皮乳頭層から浅層にリンパ球を主体とした炎症細胞浸潤が確認された(**図 2-a, b**). 特徴的な臨床所見と組織学的所見より内臓悪性腫瘍の検索が必要であると判断し, 各種検査を実施した.

　検査所見：腫瘍マーカー(血清 SCC)20.8 ng/mL↑, CT：右肺上葉に 10 mm の結節影(**図 2-c**)

　以上の結果より, Bazex 症候群(肺がんの合併)と診断した.

表 1. 代表的な内臓悪性腫瘍のデルマドローム

表皮増殖性疾患	黒色表皮腫，Leser-Trélat 症候群，Bazex 症候群
紅斑症/紅皮症	葡行性迂回状紅斑，Sweet 病，壊死性遊走性紅斑，皮下結節性脂肪壊死症，好酸球性膿疱性毛包炎，丘疹・紅皮症
膠原病/自己免疫水疱症	皮膚筋炎，腫瘍随伴性天疱瘡，粘膜類天疱瘡
遺伝性疾患	Peutz-Jeghers 症候群，Gardner 症候群，Cowden 症候群，Muir-Torre 症候群
その他	大静脈症候群，AL アミロイドーシス，Trousseau 症候群

（文献 4 より）

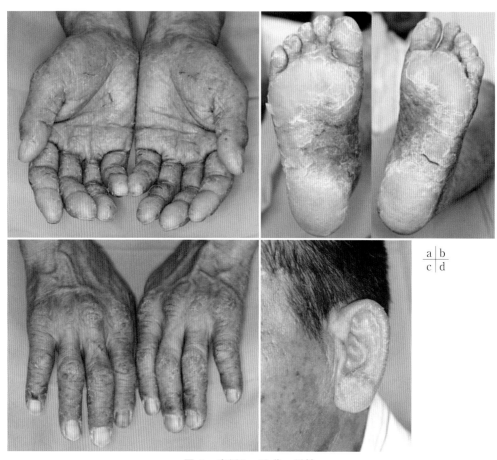

a	b
c	d

図 1. 症例 1：50 代，男性

Bazex 症候群

Bazex 症候群は悪性腫瘍に伴い手掌・足蹠の角化性紅斑や頭頸部・四肢などに乾癬様紅斑を示す症候群として報告された[5]．半数以上は，癌の診断より皮疹の出現が先行するとされている[6]．皮疹出現から癌と診断されるまで期間が長いと，当然ながら癌の進行に伴い予後が不良となる可能性が高く，急性発症の手掌・足蹠の角化性皮疹をみ

た際には Bazex 症候群を鑑別に挙げ，早期に全身精査を行うことが重要である．

グルカゴノーマと壊死性遊走性紅斑

＜症例 2＞40 代，女性

現病歴：初診 5 か月前から出現する下腿の皮疹を主訴に，近医を受診し，自家感作性皮膚炎といわれ，ステロイド外用および内服による治療を受けていた．その後，両下肢の腫脹が急速に進み，

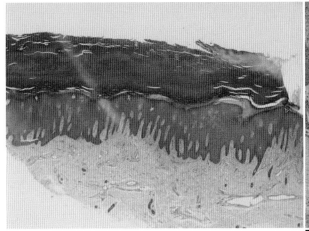
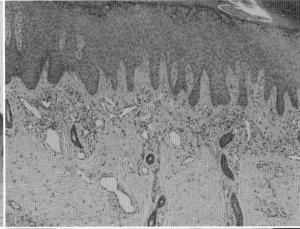
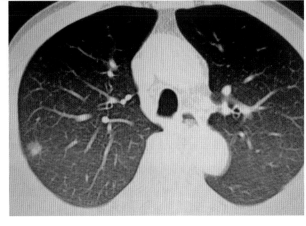

a	b
	c

図 2.
症例 1：50 代，男性

びらん，紫斑や水疱を形成してきたため蜂窩織炎を疑われ前医へ入院．各種検査により細菌感染症は否定的で，水疱症の鑑別のために抗 BP180 抗体，抗 BP230 抗体も陰性であった．内臓悪性腫瘍の検索を目的とした胸部-骨盤 CT 検査にて腹部腫瘤を指摘され当院へ紹介となった．

術前の臨床所見：臀部・両側下肢に円形の紅斑が密に分布，特に膝周囲や足関節部は紅斑が癒合し，びらん・水疱形成・表皮の壊死をきたしている（図 3）．

診断と治療経過：精査の結果，機能性膵神経内分泌腫瘍（グルカゴノーマ）との診断に至り，膵体尾部切除・脾臓摘出・胃局所切除が実施された．術前のグルカゴン値は 1,467 pg/mL であったが，術後は速やかに正常域（30.4 pg/mL）に改善した．

術後の臨床所見：術前みられていた皮疹はすべて上皮化し，色素沈着を残すのみの状態に改善した（図 4）．

壊死性遊走性紅斑

古くから膵島 α 細胞グルカゴン分泌腫瘍，糖尿病，壊死性遊走性紅斑の主張を特徴とし，様々な臨床症状を呈する症候群はグルカゴノーマ症候群と呼ばれており，非常に稀ではあるが壊死性遊走性紅斑は腫瘍の早期診断・治療につながる特徴的な皮膚症状とされてきた．一方で，壊死性遊走性紅斑の臨床症状と病期によっても多彩に変化するといわれており，そのほかの紅斑を呈する様々な疾患との鑑別が必要であることは忘れてはならない．

皮膚筋炎と陰茎癌

＜症例 3＞70 代，男性

現病歴：初診 3 年前に咳嗽の症状を契機に他院で器質化肺炎と診断され，プレドニゾロンによる治療を開始されていたが，増悪と寛解を繰り返し

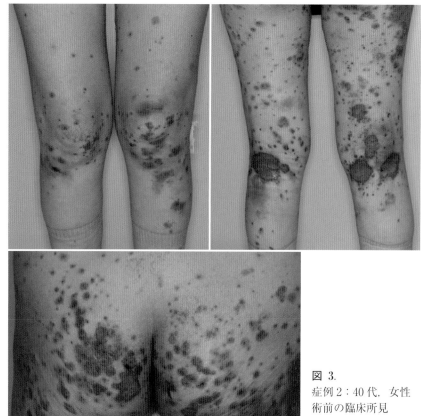

図 3.
症例2：40代，女性
術前の臨床所見

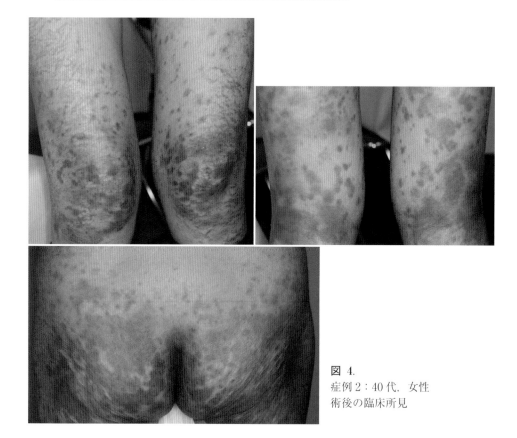

図 4.
症例2：40代，女性
術後の臨床所見

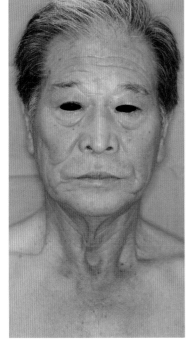
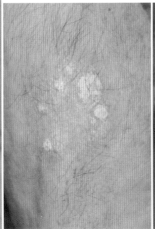
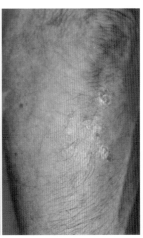

図 5. 症例 3:70 代. 男性

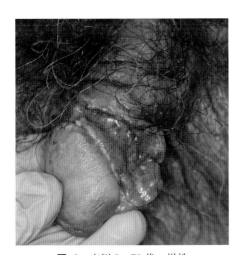

図 6. 症例 3:70 代. 男性

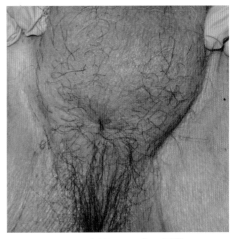

図 7. 症例 3:70 代. 男性

ていた. 初診 1 年前に左右前腕・左右膝関節に皮疹が出現し, プレドニゾロンの増量により改善するも, 減量とともに増悪するため当科を受診した.

　臨床所見:ヘリオトロープ疹, V ネック様紅斑, 爪囲紅斑, 爪上皮点状出血の所見があり, ゴッドロン徴候は典型的ではないが, 手指関節や肘頭には角化を伴う皮疹が存在している(図5).

　診断と治療経過:筋痛・CK 上昇も伴っていることから皮膚筋炎を疑い, 顔面と前腕からの皮膚生検を行い, 組織学的に皮膚筋炎に矛盾しない所

見と判断した. 治療経過中に陰部の潰瘍性病変が出現し, 診察を行ったところ陰茎冠状溝をほぼ全周性に取り囲む深い潰瘍性病変が存在していた(図6). 潰瘍部の生検を実施し, squamous cell carcinoma の診断に至り, 陰茎切断・尿路変更術を行った(図7).

皮膚筋炎

　皮膚筋炎は特異的自己抗体である抗 TIF1γ 抗体陽性の場合, 高率に内臓悪性腫瘍を合併するこ

とが知られており，抗 TIF1γ 抗体陽性成人皮膚筋炎では 70% に悪性腫瘍が発見されたと報告されている[7]．提示した症例では抗 TIF1γ 抗体の検索を実施していないが，皮膚筋炎をみた際に内臓悪性腫瘍の存在を疑っておくことは重要である．

おわりに

皮膚症状を通して内臓悪性腫瘍を早期に発見することができればそれは皮膚科診療の大きなやりがいの 1 つといえる．そのためには，まずは**表 1**のような皮膚症状とそれに関連し得る内臓悪性腫瘍の知識を得ておく必要がある．しかしながら，必ずしも正確な診断名を記憶しておくことが不可欠というわけではなく，急性発症・難治性・非特異的などの皮膚症状に遭遇した際に，内臓悪性腫瘍が潜んでいる可能性があるということを心に留めておくことが診断の一助となる．

文　献

1) Wiener K：Skin manifestations of internal disorders（Dermadromes），St. Louis, Mosby, 1947.
2) 西山茂夫：【デルマドローム事典】Dermadrom の考え方．皮膚病診療（0387-7531），**43**：Suppl. 9-10, 2021.
3) 三橋善比古：内臓悪性腫瘍のデルマドローム．日皮会誌，**124**(5)：917-920, 2014.
4) 寺木祐一：内臓悪性腫瘍のデルマドローム．日皮会誌，**130**：569-579, 2020.
5) Bazex A, et al：Hyperkeratosis of the extremities-like paraneoplastic syndrome：healing after treatment of a larynx epithelioma. *Bull Soc Fr Dermatol Syphiligr*, **72**：182, 1965.
6) Viteri A, et al：Acrokeratosis paraneoplastica（Bazex syndrome）preceeding the diagnosis of metastatic squamous cell carcinoma of the esophagus. *J Am Acad Dermatol*, **52**：711-712, 2005.
7) Fujimoto M, et al：Myositis-specific anti-155/140 autoantibodies target transcription intermediary factor 1 family proteins. *Arthritis Rheum*, **64**：513-522, 2012.

MB Derma, **350**：7-17, 2024.

◆特集／皮疹が伝えるメッセージ

皮疹からみつける全身感染症

西田絵美*　　山本周平**

Key words：感染(infection)，梅毒(syphilis)，EB ウイルス(Epstein-Barr virus)，toxic shock syndrome：TSS，ツツガムシ病(*Orientia tsutsugamushi*)

Abstract　感染症は皮膚科の日常診療において切っても切り離せない疾患で，病原体が皮膚局所に感染する場合と，全身感染症によって皮膚症状を認める場合がある．全身感染症の多くは発熱を伴うことが多いため，その問診や診察の流れ，検査は診断を行ううえで重要となる．
　今回は全身感染症とそれに関連した皮疹をみる際の診察の流れ，検査(伝染性単核球症，梅毒)，また診断のポイントについて筆者が経験した症例を挙げて解説する．

はじめに

　感染症は皮膚科の日常診療において切っても切り離せない疾患で，多くは細菌，ウイルス，真菌などといった病原体が皮膚局所に感染する場合と，全身感染症によって皮膚症状(皮疹)を認める場合がある．また全身感染症に伴う皮膚症状には特異的なものと非特異的なものがある．見慣れた皮膚症状であれば，それがどんな全身感染症に伴う皮疹なのか，非特異的なものであれば鑑別疾患は何か，またどのような経過となればこの疾患を想定するといったように考えることができるのが皮膚科医としての腕の見せどころであり，醍醐味でもある．

　そういった皮膚症状から考える全身感染症をすべて網羅することは難しいため，今回は日本感染症学会から，症状から考えるべき感染症[1]として，日本で平素からみられる感染症であってもピット

フォールになりやすいもの，比較的重症化しやすく，ときに致命的となり得るもの，ヒト-ヒト感染を起こし得るもの，日本国内にベクターがいるものを**表1**に示す．そのなかでも今回筆者が経験した症例を供覧し，これらについて考えることとする．

発熱＋皮疹をもたらす疾患について

　発熱と皮疹をもたらす疾患を考える際に，最も近いのは不明熱患者の鑑別である．一般に不明熱は，① 38.3℃以上の発熱が3週間以上持続，② 3日間の入院精査あるいは3回の外来診療で原因不明と定義されている[2]．また3大不明熱として挙げられるのは感染症，悪性腫瘍，膠原病であり，これらを否定できた場合，次に自己炎症症候群，その他の疾患と鑑別を行い診断していく．

　表1に示す疾患のうち，特異的な皮膚症状であることから経験のある皮膚科医であれば，診断がつく可能性があるのが，水痘，ツツガムシ病，日本紅斑熱，伝染性単核球症，toxic shock syndrome：TSS，梅毒，パルボウイルスB19感染症，風疹，麻疹(**表1**ピンクで網かけ)である．

*　Emi NISHIDA，〒462-8508 名古屋市北区平手町 1-1-1　名古屋市立大学医学部附属西部医療センター皮膚科，教授／皮膚科部長
**　Shuhei YAMAMOTO，〒444-8553 岡崎市高隆寺町字五所合 3-1　岡崎市民病院皮膚科

表 1. 発熱＋皮疹をもたらす疾患

	病原体	感染経路	発生頻度	症状	感染症の分類
感染性心内膜炎	グラム陽性球菌（黄色ブドウ球菌、腸球菌、α溶連ウ球菌）が圧倒的に多く、グラム陰性桿菌は非常に稀	歯科領域（抜歯処置や慢性歯肉炎）、血管、消化器組織、軟部組織などいるが、侵入門戸が判明しないことも多い。	一般人口における発症率は3～7/10万人/年とされる。	①非特異的症状：全身倦怠感、易疲労感、持続する微熱、還汗、体重減少といった全身症状。発熱は最も頻度の高い症状の1つ。また、関節痛、筋肉痛、腰背部痛もみられる。②塞栓症状：脳血管障害、心筋梗塞、化膿性脊椎炎（腰背部痛が主要症状）・腸腰筋膿瘍、腎梗塞、脾梗塞など。ベッドサイドで診察できるものとして、眼瞼結膜・眼瞼（Roth斑）・眼結膜、口蓋の点状出血、爪下点状出血、手掌・足底の斑点状出血（Janeway lesion）がある。③弁膜障害、心不全：逆流性の心雑音が重要なこと弁膜破壊により大動脈弁閉鎖不全・僧帽弁閉鎖不全（呼吸困難値・肺うっ血）を呈する。	5類（劇症型溶連菌感染症が起因菌の場合）
急性HIV感染症	ヒト免疫不全ウイルス（Human Immunodeficiency Virus：HIV）	主に性交渉、血液、母乳、精液、膣分泌液など、体液との接触によって伝播	日本での2016年の新規報告数は1,448件（新規HIV感染者が1,011例、新規AIDS患者は437例）	インフルエンザや伝染性単核球症のような非特異的感染症状を呈する。	5類
侵襲性A群レンサ球菌感染症	A群レンサ球菌（Group A Streptococcus pyogenes：GAS）	飛沫感染、接触感染	2000年以降徐々に増加傾向にある。2015年415名、2016年494名、2018年583名	通常、典型的な咽頭喉頭炎症状を呈する。その他の症状として、蜂窩織炎、壊死性筋膜炎、腫瘍、発熱に加え、髄膜炎、髄膜脳炎を呈する。	5類
侵襲性髄膜炎菌感染症	髄膜炎菌（Neisseria meningitides）	飛沫感染、家庭内や集団生活での濃厚接触はハイリスク	国内での報告は、年間20～40例程度と少ない。	2～5日の潜伏期間の後、発熱、咽頭痛、頭状の菌血症、髄膜炎、髄膜脳炎を呈する。	5類
侵襲性肺炎球菌感染症	肺炎球菌（Streptococcus preumoniae）	主に飛沫感染	2017年度の侵襲性肺炎球菌感染症は10万人あたり、2.4人。5歳未満小児では9.3人	肺炎、気管支炎などの気道感染症に加え、中耳炎、副鼻腔炎などの上気道感染症も引き起こす。稀に関節炎、蜂窩織炎、腹膜炎を起こす。	5類
水痘	水痘帯状疱疹ウイルス（Varicella-zoster virus）	空気・飛沫・接触感染	国内におけるか小児定点施設からの年間報告数は。2014年に水痘ワクチンの定期接種が導入された後、2016年には20.7万人で（ワクチン導入前の25%程度まで減少	熱と同時に頭皮、顔面、体幹などに瘙痒を伴う紅斑が出現する。発疹的には1～3日かけて、紅斑はその後、丘疹から小水疱へ変化し、最終的には痂皮化する。	5類（入院例）
ツツガムシ病	Orientia tsutsugamushi 血清型の4種類あり、Kato, Karp, Gilliam の3種類が標準型。その他にも、Kuroki, Kawasaki など新型も報告あり。	病原体を保有した媒介動物のツツガムシに吸着されることによる感染。吸着時間は1～2日で、ツツガムシの動物への菌の移行には6時間以上が必要となる。	日本では年間400～500例の感染症報告	発熱、刺し口（Eschar）、皮疹が主要三徴候	4類
日本紅斑熱	日本紅斑熱リケッチア（Rickettsia japonica）	R. japonica を保有するマダニ類（キチマダニ、フタトゲチマダニ、ヤマアラシチマダニ等）に刺咬されて感染	近年増加傾向にあり、2016年は277例、2017年は337例が報告	発熱、皮疹、頭痛、全身痛などの非特異的な症状で発症	4類
伝染性単核球症	大半がEpstein-Barrウイルス（EBV）による。約10%でサイトメガロウイルス（CMV）、ヒト免疫不全ウイルス（HIV）、トキソプラズマ原虫、ヒトヘルペスウイルス6型（HHV-7）	EBVは主に唾液を通じて伝播	日本では届出の義務はなく、そのため正確な患者発生数は不明	発熱、咽頭炎、扁桃炎、咽頭の腫脹、皮疹、脾腫、頭痛、肝腫大、リンパ節の腫脹、皮疹などさらに進んだ臓器障害がある。	5類
毒素性ショック症候群（TSS）	黄色ブドウ球菌により産生されるtoxic shock syndrome toxin-1（TSS-1）と呼ばれる菌体外毒素（exotoxin）が原因	月経時タンポン使用時に伴うものが有名。術後感染症として生じることもある。黄色ブドウ球菌などのげっ歯類から人体へ吸着など外毒素を媒介	発症率 0.03/10万人/年（英国のデータ）	突然発症で、高熱、低血圧、びまん性斑状紅皮症	5類
梅毒	梅毒トレポネーマ（Treponema pallidum）	主に性交渉、皮膚との接触により感染。皮膚部位と粘膜	日本では2003～2017年までに国内に輸入例が8例、1977～2013年までに国内感染例が6例報告	初期硬結、硬性下疳、所属リンパ節腫脹。淡紅色で扁平で多彩な形態を取る。ゴム腫、進行麻痺、脊髄癆	5類
発疹熱（発疹チフス）	発疹チフス群（Rickettsia typhi）	R. typhi の保有動物はクマネズミやドブネズミなどのげっ歯類ネズミとが感染源となる媒介	頭痛（98～100%）、皮疹（20～80%）、関節痛（40～77%）、咳（15～40%）、その他、下痢、嘔気、嘔吐など非特異		4類
パルボウイルスB19感染症	パルボウイルスB19	飛沫感染	一般病院でのウイルス性疾患であり、明確な発生頻度は不明	頬に潮紅鮮明な紅斑が出現し、続いて手足に顔見する。成人では四肢関節痛や四肢の浮腫・頭痛の症状が顔面に出て、関節痛になることもある	5類定点把握
ビブリオ・バルニフィカス感染症	Vibrio vulnificus による好塩性のグラム陰性桿菌	海水との接触および魚介類により生じた創傷からの経皮感染および生、あるいは加熱不良の魚介類の摂取による経口感染	詳細な発生率は不明夏季の発生頻度が高い。	肝硬変患者では多くは水様下痢などの感染4時間後に顔血症を呈する。症状は激烈であり、末梢皮膚下に顔血症から敗血症のショック状態を呈する。また皮膚に水疱性壊死が生じる	5類点状把握
風疹	風疹ウイルス	飛沫感染	日本における2017年の報告数は計93例（暫定値）であったが、2018年は過剰から報告数が増加	発熱、リンパ節腫脹（特に耳介後部、後頸部など）	5類
麻疹	麻疹ウイルス	飛沫核（空気）感染、飛沫感染、接触感染	年間100～500例程度は報告	発熱、咳嗽、結膜充血、眼脂などのカタル症状が2～3日続き、頬粘膜にコプリック斑が出現。前頸部や後頸部から始まり紅斑が出現し、3日以降に体幹はやがて四肢に広がる。紅斑は、やがて暗赤色の色素沈着を示して治癒	5類

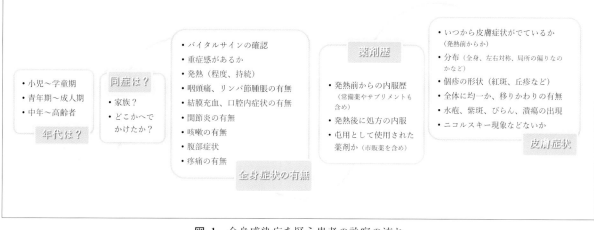

図 1. 全身感染症を疑う患者の診察の流れ

図中テキスト：

- 小児～学童期
- 青年期～成人期
- 中年～高齢者

年代は？

同症は？
- 家族？
- どこかへでかけたか？

- バイタルサインの確認
- 重症感があるか
- 発熱（程度、持続）
- 咽頭痛、リンパ節腫脹の有無
- 結膜充血、口腔内症状の有無
- 関節炎の有無
- 咳嗽の有無
- 腹部症状
- 疼痛の有無

全身症状の有無

薬剤歴
- 発熱前からの内服歴（常備薬やサプリメントも含め）
- 発熱後に処方の内服
- 屯用として使用された薬剤か（市販薬を含め）

- いつから皮膚症状がでているか（発熱前からか）
- 分布（全身、左右対称、局所の偏りなのかなど）
- 個疹の形状（紅斑、丘疹など）
- 全体に均一か、移りかわりの有無
- 水疱、紫斑、びらん、潰瘍の出現
- ニコルスキー現象などないか

皮膚症状

全身感染症をみる際の診察の流れ

発熱と皮疹のある患者が皮膚科を受診する場合，クリニックであれば皮膚症状が出てすぐの患者，また一般病院，大学病院であれば救急外来受診後や不明熱として入院された依頼患者や，クリニックから紹介された患者が想定される．コロナ禍以降は発熱があれば，多くの病院でインフルエンザ，新型コロナウイルスなどの抗原定性検査はされているため，それらを除外した状況での受診となる．

まず目の前に症状のある患者が受診した場合，不明熱と同様ではあるが，top to bottom アプローチで全身を上から下までみるスタイルとともに**図1**のような流れで診察していく．

これらの情報を得たうえで，血液検査，画像検査などがあれば，その結果も参考に，全身感染症の範疇なのか，薬疹，原因がすぐにわからない多形滲出性紅斑，膠原病に伴う皮膚症状，成人スティル病，血管炎，血液悪性疾患，自己炎症症候群などを鑑別に考えていく．

検査とそのポイント

診断を考える際に行う検査について**図2**にまとめる．

1．血液検査

基本検査において血液検査を行う際，CBC (complete blood count)において，血球数以外に血液を直接ガラス上に塗抹・染色し，臨床検査技師が顕微鏡で細胞を分類カウントする血液像目視を入れることは重要である．一般に自動分析装置で算定するが機械では判定できない異常細胞の存在を疑う疾患をみる場合の参考となる．異型リンパ球はウイルスのような病原体に抵抗するために一過性に出現したリンパ球であるが，伝染性単核球症以外にもサイトメガロウイルスや肝炎ウイルスによる感染症，薬剤アレルギー，自己免疫疾患でも出現することがある．伝染性単核球症の検査所見としては白血球数が通常増加し，発症してから2，3週で 10,000～20,000/μL のピークに達する．リンパ球と異型リンパ球の増加も認められる．また発症から1か月は軽度の好中球減少と血小板減少がよくみられる．さらに90%以上の症例で肝機能障害を認め，第2週頃をピークとしてトランスアミナーゼ(AST/ALT)が300～500 IU/L程度のことが多いが，なかには AST，ALT が数千IU/Lと著明な肝機能障害を伴うことがある．

2．ウイルス抗体検査

Epstein-Barr ウイルス：EBV に対する抗体反応検査は大きく分けて VCA(virus capsid antigen)抗体，EA(early antigen)抗体，EBNA(EBV nuclear antigen)抗体の3種類がある．90%以上の患者において発症時点でVCA-IgMとIgGが上昇している．VCA-IgM抗体は発症から2～3か月の

基本検査	追加検査
検尿，便潜血，胸部X線，心電図	血液培養，ツベルクリン反応，心臓超音波，腹部超音波，下肢静脈超音波ドップラー，造影CTスキャン（腹部，骨盤）
血液検査　CBC（血液像目視），生化学スクリーニング，CRP，血液凝固（PT，APTT，Fib，DD），梅毒（RPR，TP抗体），肝炎ウイルス	血液検査　CMV（CMV-IgG，IgM→IgM陽性となればサイトメガロウイルス抗原C7-HRPを追加），EB（抗VCA-IgG，IgA，IgM，EA-DR-IgG，EBNA抗体），HIV，HTLV，抗核抗体，リウマチ因子，ASO，フェリチン，ACE，ANCA，クリオグロブリン，補体（CH50，C3，C4），TSH，FT3，FT4，蛋白電気泳動，血清保存

a	b
c	

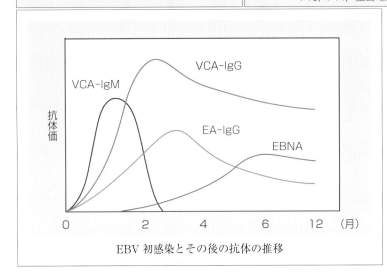

EBV初感染とその後の抗体の推移

図2.
検査について

み上昇するため，急性伝染性単核球症の診断に最も有用である．一方，VCA-IgG抗体は生涯陽性となるため，過去の感染既往の確認に用いられる．EBNAに対する抗体陽転も急性EBV感染の診断に有用である．抗EBNA抗体はEBV急性感染のほぼ全例で発症から3〜6週たって陽性となり，一旦陽性となると生涯続く．抗EA-D抗体は急性期症例の70％で検出されるが，検出期間が長く回復期になっても陽性であることがあるため解釈には注意を要する（図2-c）．

3．梅毒検査

梅毒は最近のトピックスとなるほど流行しており，若年層や妊婦例も増えてきており診察時に疑っていなくても，のちの検査で陽性がみつかる場合も多くある．そのため梅毒の検査は基本検査として入れておく必要があり，その判定や治療についても，他科から相談されることも多く検査について理解しておく必要がある．

梅毒検査にはSTS（serological test for syphilis）と呼ばれる抗原にカルジオリピンを用いた非特異的な脂質抗原法と，Treponema pallidum（Tp）を用いた特異的なTP抗原法（TP抗体，FTA-ABS）があり，それら組み合わせてまず定性検査を行うのが一般的である．日本性感染症学会，梅毒診療の基本知識[3]のなかでSTSは「RPR検査」，梅毒トレポネーマ抗体は「TP抗体検査」と呼称されるとしているが，教科書的にはSTSにはガラス板法，RPR法，凝集法が記載されている．しかし現在RPR法以外は使用中止となっている．RPR法は，希釈した血清との凝集反応を目視判定し凝集を認めた血清の最大希釈倍数を抗体価として判定する倍数希釈法が最初に開発されたが，近年これに加え，自動分析装置を使用した測定法（自動化法）が繁用されている．倍数希釈法と異なり測定値が連続定量値として報告されることで経時的な変化を追うのに優れる．診断に迷った場合は数週間をおいて経時的な変化を捉えると診断が可能なことが多い．治療効果判定はRPRを指標にする．RPRは，早期梅毒であれば治療によりすみやかに低下することが多いが，梅毒に繰り返し罹患している

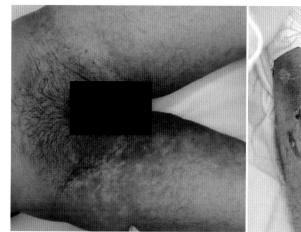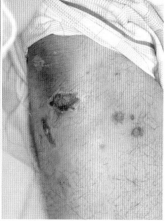

a|b
図 3．症例 1：初診時臨床像
a：鼠径部から大腿部にびまん性の紅斑を認めた．
b：左膝部にⅡ度熱傷を認め，一部痂皮化するも少量の排膿を認めた．

ものや罹患期間が長期のものは低下が遅れたり，低下したとしても陽性低値で遷延することが知られている．定められた治療期間終了後は慎重にその経過を追っていく．さらにRPRが低値で診断に迷った場合は数週間おいて自動化法を用いて経時的な変化を捉えると診断が可能なことが多い．また判定に際しSTS陽性であっても必ずしも梅毒に特異的ではなく，ほかの炎症性疾患や自己免疫性疾患など梅毒以外の疾患でも陽性を示す生物学的偽陽性（BFP）が 5〜20％あり，TP抗体，TPHA法やFTA-ABSは特異性が高く，偽陽性率0.1〜0.5％といわれていることも知っておくべきである．梅毒の詳しい判定については，梅毒診療の考え方[4]に記載があるため確認してほしいが，STSでは主にIgM，TPHAでは主にIgGが反応しているため，梅毒感染後 2〜5 週でSTSが陽性となり，次いでFTA-ABS，少し遅れてTPHAが陽性となる．逆にSTSが治癒後に陰性化しやすいのに対し，TPHAは長く陽性が続くとされる．治療については，ペニシリンアレルギーの確認のもと第1選択は，既存のアモキシシリン水和物内服のほか，利便性から，ベンジルペニシリンベンザチン水和物水性懸濁筋注も有用である．最後に 5 類感染症の全数届出疾患であることも忘れてはならず，梅毒を診断した場合は，法第 12 条第 1 項の規定による届出を 7 日以内に行わなければならない．

＜症例 1＞

【患者】 40 代，男性

【主訴】 発熱，全身の筋肉痛

【既往歴/併存症】 特記すべきことなし

【生活歴】 職業：自営業（塗装業），喫煙歴：20 本/日，飲酒歴：なし

【現病歴】 X 年 7 月上旬に，屋根で作業中に左膝にⅡ度熱傷を受傷．近医受診し対症療法にて経過観察．7 月 12 日に 41℃の発熱と全身の筋肉痛や頭痛，嘔気を発症したため，7 月 13 日に当院救急外来受診し，高CRP血症および尿路感染症疑いの診断で入院．皮膚症状を認めることから当科へ依頼となった．

- **初診時理学所見**：心拍数 114/分，血圧 84/53 mmHg，呼吸数 20 回/分，体温 38.7℃ SpO₂ 97％（room air），呼吸音清，左右差なし，腹部平坦・軟，圧痛なし，直腸診で前立腺の熱感，圧痛なし，関節部の圧痛なし．

- **血液検査**：WBC 12,500/μL，RBC 513 万/μL，Hb 15.7 g/dL，Plt 20.3 万/μL，TP 6.2 g/dL，Alb 3.5 g/dL，AST 19 U/L，ALT 32 U/L，CK 158 U/L，LDH 198 U/L，BUN 26 mg/dL，Cre 1.56 mg/dL，CRP 26.93 mg/dL，Na 137 mEq/L，K 4.0 mEq/L，Cl 103 mEq/L

- **尿検査**：蛋白 2+，潜血（−），亜硝酸塩（−），細菌 3+，RBC 50-99/HF，WBC＞100/HF

- **初診時臨床写真**：図 3

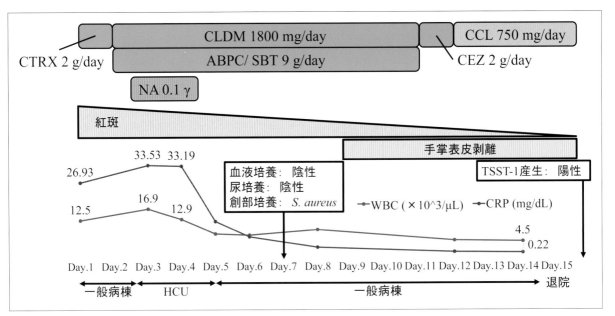

図 4. 症例 1：臨床経過図

CTRX：ceftriaxone, CLDM：clindamycin, ABPC/SBT：ampicillin/sulbactam, CCL：cefaclor, NA：noradrenaline, CEZ：Cefazolin, HCU：High Care Unit, TSST-1：toxic shock syndrome toxin-1

表 2. TSS（CDC 診断基準）

低血圧，紅斑，消化器症状，筋肉痛，腎機能低下が該当した．5 項目中 3 項目であり，すべての基準を満たさなかったが，Toxic shock syndrome を疑った．

Ⅰ.	体温：38.9℃以上
Ⅱ.	収縮期血圧：90 mmHg 以下
Ⅲ.	皮疹（紅斑がやがて剝脱し，特に手掌や足底で著明）
Ⅳ.	以下の臓器のうち少なくとも 3 か所に障害がある
	A）消化管（嘔吐，下痢）
	B）筋肉（筋肉痛，CK 上昇：正常の 2 倍以上）
	C）粘膜（腟，結膜，咽頭）の発赤
	D）腎臓（BUN, Cre：正常の 2 倍以上，尿路感染症はないが，尿中白血球数が多い）
	E）肝臓/肝炎（Bil, AST・ALT：正常の 2 倍以上）
	F）血液像（血小板：10 万/μL 以下）
	G）中枢神経系（局所所見がなく意識障害あり）
Ⅴ.	血清学的に麻疹，レプトスピラ症，リケッチア症が存在しない

Toxic shock syndrome（TSS）疑い

CDC 2011 Toxic Shock Syndrome Case Definition
(Tsuchida T, et al：What should physician be aware of for an early diagnosis of toxic shock syndrome?. *JHGM*, 3(5)：166, 2021. より引用，和訳)

・**培養検査**：＜血液培養＞2 セットともに陰性，＜尿培養＞陰性，＜創部培養＞ Methicillin-sensitive *Staphylococcus aureus*

・**画像検査**：胸腹部単純 CT にては明らかな熱源は認めず

・**診断**：上記臨床症状，培養結果から toxic shock syndrome（TSS）と診断．

・**臨床経過（図 4）**：入院 2 日目に TSS を疑い（表 2），抗生剤をクリンダマイシン（CLDM）とアンピシリン/スルバクタム（ABPC/SBT）に変更．

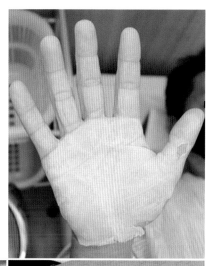

```
  a
b c d
```

図 5.
症例 1：臨床経過写真

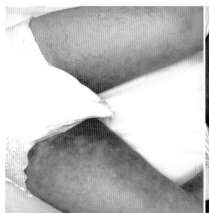
第 2 病日

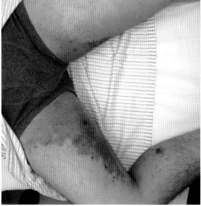
第 15 病日

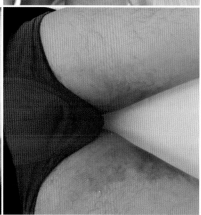
第 27 病日

その後，血圧低下しショックとなったため HCU に転棟となりノルアドレナリン（NA）を開始．入院 5 日目には NA 終了としバイタルサインも安定化したため一般病棟へ転棟．入院 9 日目に手掌表皮剝離を認めた（**図 5-a**）．その後は炎症反応も順調に改善を認め，入院 11 日目にセファゾリンナトリウム（CEZ）へ de-escalation，内服抗生剤としてセファクロル（CCL）へ切り替えを行い，問題なく経過したため入院 15 日目で退院．退院後に創部の黄色ブドウ球菌より TSST-1 産生能を有することがわかった．鼠径部から大腿部のびまん性紅斑は，次第に淡くなり，徐々に色素沈着となり消退傾向を認めた（**図 5**）．

・**TSS とその注意点**：黄色ブドウ球菌によって産生される外毒素の toxic shock syndrome toxin-1（TSST-1）などが原因で発症する全身性疾患である[5]．高熱，紅斑，意識障害，嘔吐・下痢などの多彩な症状を示し，血圧低下や多臓器不全に至る[6]．死亡率は月経関連型は 1.8%，非月経関連型が 5% であり，診断に至らず治療が遅れた場合は死亡率が 50% に上る[7][8]．特異的な症状がなく，皮膚症状も多彩であり CDC の診断基準をすべて満たさないことが多い（**表3**）ため，診断が遅れて致死的になり得る[5]．本症例のように軽度熱傷を契機とする場合もあるため，蜂窩織炎のような典型的な感染徴候がない，高熱を伴う非特異的な紅斑が出現した場合には TSS を疑い早期に介入する必要がある．

表 3. TSS 過去の報告例との比較

診断まで期間の中央値は 2 日(範囲:0〜11 日)であり,CDC 診断基準をすべて満たした症例は 3 例のみであった.

症例	年齢	性別	誘因	初期症状	初診時の診断	診断までの日数	診断基準項目
1	37	男性	虫垂炎術後	発熱,紅斑,咽頭痛など	不明	1	3
2	76	男性	丹毒	紅斑	敗血症	1	3
3	50	女性	上気道感染	発熱,悪心,下痢	TSS	0	5
4	32	女性	タンポン	発熱,悪寒	インフルエンザ	2	4
5	58	男性	不明	発熱,違和感	薬剤熱	2	3
6	28	女性	経腟分娩	発熱,浮腫,関節痛	不明	3	3
7	42	女性	タンポン	発熱,紅斑,咽頭痛など	不明	2	5
8	44	女性	タンポン	筋肉痛,関節痛,悪心など	腎盂腎炎	3	5
9	34	女性	不明	発熱	不明	11	3
10	1	女性	熱傷	発熱,嘔吐,下痢	不明	1	4
11	1	男性	熱傷	発熱,紅斑	不明	2	3
自験例	40	男性	熱傷	発熱,筋肉痛,頭痛,嘔気	尿路感染症	2	3

(Tsuchida T, et al:What should physician be aware of for an early diagnosis of toxic shock syndrome?. *JHGM*, 3(5):166, 2021. より引用,和訳)

＜症例 2＞

【患者】 30 代,女性

【主訴】 発熱,全身の筋肉痛

【既往歴/併存症】 特記すべきことなし

【生活歴】 主婦,喫煙歴:なし,飲酒歴:なし

【現病歴】 X 年 11 月 10 日右胸背部に水疱出現,11 月 14 日近医皮膚科にて帯状疱疹と診断され抗ウイルス剤が処方された.翌日 38.5℃の発熱,頭痛,咽頭痛あり.11 月 18 日顔面から体幹に紅斑が出現,拡大.他院受診するも帯状疱疹として別の抗ウイルス剤を処方されるも改善なく,11 月 20 日前医へ受診後,ウイルス感染症を疑われ当院救急外来へ紹介受診.急性上気道炎,食思不振があるため内科にて入院,翌日当科へ紹介受診となった.

・初診時理学所見:眼瞼浮腫,結膜充血なし,咽頭発赤白苔なし,頸部リンパ節触知,意識清明ではあるが倦怠感が強い.項部硬直なし,Kernig 徴候なし,四肢の動き問題なし.体温 38.5℃,呼吸音清,心音清,腹部平坦・軟,圧痛なし,関節部の圧痛なし.

・検査:インフルエンザ A(−)B(−),SARS-Covid(−)

・血液検査:WBC 6,100/μL(桿状核球 8.0%,分葉核球 81.0%,単球 2%,リンパ球 9.0%,異形リンパ球 0%),RBC 532 万/μL,Hb 15.1 g/dL,Plt 11.3 万/μL,TP 7.1 g/dL,Alb 3.7 g/dL,AST 45 U/L,ALT 47 U/L,CK 26 U/L,LDH 194 U/L,BUN 6 mg/dL,Cre 0.57 mg/dL,CRP 12.84 mg/dL,Na 137 mEq/L,K 3.6 mEq/L,Cl 99 mEq/L,EB VCA IgG 4.2(+),EB VCA IgM 0.5(±),EBNA 20 倍,EA-DR-IgA <10,HSV IgG4.7(+),HSV IgM(0.59(−),CMV IgG >250,CMV IgM 0.28(−),抗核抗体 40 倍(homogeneous 40 倍,specked 40 倍),マイコプラズマニューモニエ CF <4,ASO 315 IU/mL

・尿検査:蛋白 2+,潜血(−),亜硝酸塩(−),細菌 3+,RBC50-99/HF,WBC>100/HF

・病原体検査:痂皮より Orientia tsutsugamushi(+)遺伝子検出(PCR+ハイブリダイゼーション,PCR+シークエンス),Rickettsia japonica,SFTS ウイルス:遺伝子検査にて陰性

・初診時臨床写真:眼瞼の浮腫,顔面体幹四肢に淡い斑状の紅斑がびまん性に広がり一部癒合傾向あり(**図 6-c**),手掌にも紅斑を認めた.背部(**図 6-b**)と側胸部にも痂皮を認めた(**図 6-a**).水疱は認めず.

・入院後経過:細菌感染の二次感染疑われ,入院時から CTM 2 g/day 投与されるも改善なく,入院 3 日後,頭痛,発熱が続き,帯状疱疹に伴

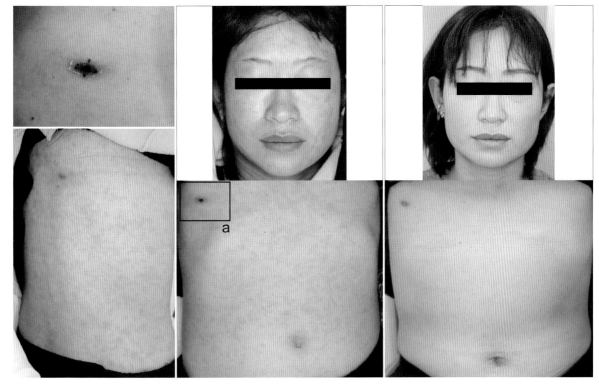

図 6. 症例 2：臨床写真
a：側胸部の帯状疱疹後の痂皮　　b：皮膚生検時
c：初診時　　　　　　　　　　d：初診 2 週間後

a		
b	c	d

う髄膜炎を疑われ脳神経内科へ転科となり腰椎穿刺を施行（強く疑う所見なし）後，ACV 1,500 mg/day 点滴，ステロイドパルス療法（IVMP）追加．入院 4 日後から MEPM 6 g/day へ変更となった．当科でのフォローを継続していた入院 6 日目，右側胸部の黒色痂皮（図 6-b）が帯状疱疹後の痂皮とは異なり，紅暈を伴うことから，日本紅斑熱，ツツガムシ病の疑いがあり皮膚生検を施行．同時に，感染対策室と連携し保健所に連絡し，全血と痂皮を伴う皮膚検体を提出．また発症前に野山へ出かけたかを確認したところ，発熱・頭痛出現の 4 日前にキャンプ場へ 1 泊していたことがわかった．その後も家族に同症発症はなかった．治療については入院 3 日後より MINO が念のため開始され，12 月 10 日内服終了，全身の症状改善し当科終診となった．

・**診断**：ツツガムシ病（Kawasaki）
・**ツツガムシ病・日本紅斑熱について**：ダニ媒介感染症は，病原体を保有するダニに刺咬される

ことで感染するが，ツツガムシ病と日本紅斑熱は，本邦に常在する代表的なリケッチア症で，リケッチアを保有するダニ類の刺咬による感染症である．ツツガムシ病の起因菌はオリエンティア・ツツガムシ（*Orientia tsutsugamushi*）で，日本紅斑熱は *Rickettsia japonica* であり，ともに細胞外では増殖できない偏性細胞内寄生細菌である．*Orientia tsutsugamushi* には血清型が存在し，Kato，Karp および Gilliam の 3 種類は標準型と呼ばれ，その他にも，Kuroki および Kawasaki など新しい型も報告されている．潜伏期は 5〜14 日で，典型的な症例では 39℃ 以上の高熱を伴って発症し，皮膚には特徴的なダニの刺し口がみられ，その後数日で体幹部を中心に発疹がみられるようになる．発熱，刺し口，発疹は主要 3 徴候と呼ばれ，およそ 90% 以上の患者にみられる．また，患者の多くは倦怠感，頭痛を訴え，患者の半数には刺し口近傍の所属リンパ節，あるいは全身のリンパ節の腫脹がみられる．臨床検査では CRP 強陽性，AST および

ASL などの肝酵素の上昇がおよそ90%の患者にみられる。また、治療が遅れると播種性血管内凝固を起こすことがあり、致死率が高い。

一方、日本紅斑熱は、潜伏期は2〜8日とやや短く、3徴候は記載があるが、ツツガムシ病と比較して刺し口は小さく、皮疹も小さめで手掌・足底を含む四肢で目立つとされているが、容易に区別できないこともある。またマダニに刺されたことを自覚する患者は少なく、刺し口に気づいていないことが多いため、刺し口は全身をくまなく探すことが重要である。本邦には夏〜秋に発生の多い日本紅斑熱が存在することなどから、年間を通して、本症を含むダニ媒介性リケッチア症を常に疑うことが重要である。最近ではキャンプやトレッキング、トレイルランニングも流行っており、ヒトの移動に伴い、汚染地域に出かけて感染し、帰宅後発症する例もあるので、汚染地域だけでなく広く全国の医療機関で注意が必要である。本症例も抗生剤、抗ウイルス剤、ステロイド投与まで行っているが、第1選択薬であるテトラサイクリン系の抗菌薬投与にて速やかに解熱、皮膚症状の改善を得られており、早期に本症を疑い、適切な抗菌薬を投与することが極めて重要である。テトラサイクリンを使用できない場合はクロラムフェニコールを用いる。βラクタム系抗菌薬は無効である。また疑った際には血液検査よりも、痂皮からの遺伝子検査が有用であるため、保健所や感染対策室と連携し速やかに検体の提出を行うことが重要である。

毎年ツツガムシ病、日本紅斑熱ともに本邦でそれぞれ400〜500例の報告があり、ブニヤウイルス科フレボウイルス属の重症熱性血小板減少症候群(severe fever with thrombocytopenia syndrome：SFTS)ウイルスの報告例も増えてきており、マダニに噛まれた場合は医療機関に受診することを勧めていく必要がある。

最後に、本症は感染症法による全数報告対象(4類感染症)であるため、届出基準に従い必要事項を記入し最寄りの保健所へ提出する必要がある。

・**考察**：本症例のポイントとして、今回のツツガムシ病の感染に先行して帯状疱疹の罹患があったことが、診断を紛らわしくした一因と考えられる。帯状疱疹の治療は前医で行われており、帯状疱疹罹患部位がマダニに噛まれた部位と近い部位であり、すべて帯状疱疹にみえたことですぐにマダニの噛み口と判断がつかなかった。しかし経過で通常の帯状疱疹の治癒過程の痂皮に比べて、痂皮の周囲に紅暈が強いことが特徴であった。また初診時に頭痛、倦怠感が非常に強く肝障害があったことも本症例を疑うヒントとなったが、頭痛については帯状疱疹に続発する髄膜炎は大きな鑑別を要した。

最後に

今回挙げた2症例からもわかるように、皮疹からみつける全身感染症を診断するには、皮膚症状の特徴のほか、問診、検査所見の解釈も重要となる。また早期にその疾患を疑って検査、治療介入をすることで、重篤な状態とならず治癒することができる場合も多い。

皮疹があると、多くの場合、皮膚科による診断、介入が期待されるものの、ほかの皮膚疾患のように皮膚生検からのヒントが得られにくい。このためいかに多くの経験を行い、その感覚をつけるかが重要であり、発熱を含めた全身症状がある患者の診察は、通常の皮膚症状のみの患者の診察と比べ、問診や所見がとりにくく(ぐったりしていて全身の皮膚をくまなくみることが困難)、患者は非常に不安が強くなっていることも多いため、その点についてもフォローが必要である。感染症はいつ何時経験するかはわからないため、いつでも対応できるように準備しておくことが重要である。

文　献

1）日本感染症学会：症状から考えるべき感染症　発熱＋皮疹.
https://www.kansensho.or.jp/ref/c04.html

2）Durack DT, et al：Fever of unknown origin-reexamined and redefined. *Curr Clin Top Infect Dis*, **11**：35-51, 1991.

3）日本性感染症学会：梅毒診療の基本知識.
http://jssti.umin.jp/pdf/syphilis-medical_basic knowledge.pdf

4）日本性感染症学会：梅毒診療の考え方.
https://www.kansensho.or.jp/uploads/files/topics/syphilis_240404.pdf

5）Tsuchida T, et al：What should physician be aware of for an early diagnosis of toxic shock syndrome? *JHGM*, **3**（5）：164-169, 2021.

6）加藤円香ほか：【急性発疹症対応マニュアル】トキシックショック症候群とトキシックショック様症候群の診断と対応. *MB Derma*, **232**：47-50, 2015.

7）Hajjeh RA, et al：Toxic shock syndrome in the United States. Surveillance update, 1979-1996. *Emerg Infect Dis*, **5**：807-810, 1999.

8）松嶋麻子：熱傷診療で問題となる病態 Toxic Shock Syndrome（TSS）. 日外感染症会誌, **14**：267-271, 2017.

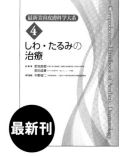

MB Derma, 350：19-29, 2024.

◆特集／皮疹が伝えるメッセージ

皮疹からみつける全身性自己免疫疾患

牧野雄成*

Key words：全身性自己免疫疾患(systemic autoimmune diseases)，全身性強皮症(systemic sclerosis：SSc)，皮膚筋炎(dermatomyositis：DM)，全身性エリテマトーデス(systemic lupus erythematosus：SLE)

Abstract 膠原病に代表される全身性自己免疫疾患では，皮疹は診断の契機になるだけでなく，臓器病変の存在や，疾患の予後を示唆するなど多彩なメッセージを含んでいる．各疾患に特徴的な皮疹を理解して診療することで，幅広い年齢層に発症し，多彩な全身症状を生じる膠原病の診断と予後の改善に貢献することができる．本稿では，皮疹の理解が特に重要な，全身性強皮症，皮膚筋炎，全身性エリテマトーデスを中心に，典型的な皮疹について概説する．

はじめに

全身性自己免疫疾患は，自己免疫が病態に関与し，全身の臓器に症状が現れる疾患で，膠原病の全身性強皮症，皮膚筋炎，全身性エリテマトーデスなどが該当する．膠原病では，皮疹は診断基準に含まれるだけでなく，臓器病変の存在を予見し，予後を示唆し得るなど多彩な意味をもち，本特集のテーマ「皮疹が伝えるメッセージ」を如実に表している．

各疾患には，頻度や特異性が高く診断基準に含まれる皮疹と，非特異的だが頻度の高い皮疹がある．1つの皮疹の診断に固執することは大切ではあるが，複数の皮疹を探すことがより診断に有用なことが多い．

本稿では，全身性強皮症，皮膚筋炎，全身性エリテマトーデスにおける皮疹について概説し，さらに抗リン脂質抗体症候群やシェーグレン症候群についても簡単に触れる．

* Katsunari MAKINO，〒860-8556 熊本市中央区本荘 1-1-1　熊本大学皮膚科，准教授

全身性強皮症

1．疾患概要

全身性強皮症(systemic sclerosis：SSc)は，自己免疫の異常を背景に，血管障害，皮膚および内臓諸臓器の線維化を特徴とする疾患である[1]．皮膚の線維化は生活の質を悪化させ，一方，間質性肺疾患，肺動脈性肺高血圧症，心筋障害，腎クリーゼ，下部消化管病変といった病態は生命予後に影響を与える[2]．SSc の病型分類としては，皮膚硬化が肘・膝関節より遠位にとどまる限局皮膚硬化型(limited cutaneous SSc：lcSSc)と，肘・膝関節より近位に及ぶびまん皮膚硬化型(diffuse cutaneous SSc：dcSSc)が用いられる[3]．dcSSc では，発症から 6,7 年以内に皮膚硬化が進展し，間質性肺疾患や心病変，腎クリーゼ，下部消化管病変などの内臓病変が出現し，自己抗体は抗トポイソメラーゼⅠ抗体，抗 RNP ポリメラーゼⅢ抗体の陽性率が高い．一方，lcSSc では皮膚硬化の範囲は限局され，臓器病変は軽症であることが多いが，罹病期間が長くなるにつれて肺動脈性肺高血圧症が増加することに注意が必要であり，自己抗体は抗セントロメア抗体や抗 U1RNP 抗体が陽性であ

表 1. 2013 ACR/EULAR SSc 分類基準

項目（計 9 点以上を全身性強皮症に分類）	スコア
両手指硬化が MCP 関節を越えて近位に及ぶ	9
手指の皮膚硬化（スコアが高い方） ・手指腫脹 ・MCP 関節より遠位に限局した皮膚硬化	2 4
指尖部所見（スコアが高い方） ・手指潰瘍 ・指尖陥凹性瘢痕	2 3
毛細血管拡張	2
爪郭部毛細血管異常	2
肺動脈性肺高血圧症か間質性肺疾患のいずれか陽性	2
Raynaud 現象	3
抗セントロメア抗体，抗トポイソメラーゼ I 抗体，抗 RNA ポリメラーゼ III 抗体のいずれか陽性	3

（文献 4 より引用）

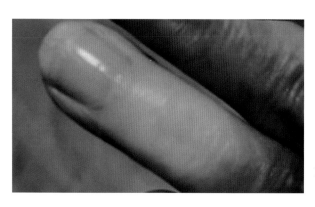

図 1.
Raynaud 現象

ることが多い.

SSc では，寛解基準や疾患活動性の指標は定まっておらず，線維化に至った臓器病変の一部は不可逆的である．そのため，早期に SSc の徴候を把握して，臓器病変の有無を確認し，臓器病変の進展が予想される場合は，進行を抑制する治療を遅れることなく行いたい．SSc の診断には，2013年の米国リウマチ学会と欧州リウマチ学会（ACR/EULAR）の分類基準（**表1**）が国際的に用いられる[4]．分類基準には，皮膚硬化を含む皮膚所見が7つもあり，これらは主に手にみられる.

2．SSc の診断に重要な 7 つの皮疹

a）Raynaud 現象

Raynaud 現象は，手指や足趾の血管攣縮による一過性の虚血により生じ，虚血による白色，チアノーゼによる紫色，毛細血管の反応性の拡張による紅色調の三相のうち，二ないし三相が生じる現象である（**図1**）．冬場などに急な冷えを感じた際，手指がジンジンと感じたり，腫れぼったいと自覚することが多い．Raynaud 現象は SSc の初発症状として最も高頻度で 90％以上の患者にみられるが，診察時には消退していることが多いため，問診が重要である.

b）皮膚硬化

SSc の主要な症状であり，手指を超える両側性の皮膚硬化のみで SSc の診断基準を満たすため重要な所見である（**図2**）．通常，四肢末梢から中枢にかけて左右対称にみられ，浮腫期，硬化期，萎縮期という経過をとる．皮膚硬化の評価には，触診による皮膚硬化を半定量的に評価する，mRSS（modified Rodnan total skin thickness score）が用いられ，17 か所（両手指，両手背，両前腕，両上腕，顔，前胸部，腹部，両大腿，両下腿，両足背）を，0～3 の 4 段階で評価し，最大は 51 とな

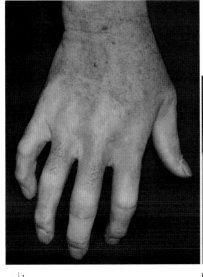
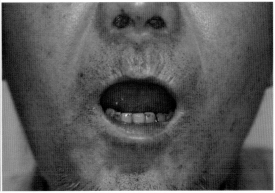

a|b

図 2. 皮膚硬化
a：手指屈曲拘縮
b：仮面様顔貌と開口障害

る．手指では，PIP 関節と MP 関節間の指背で評
価する．mRSS は，硬化皮膚の細胞外マトリック
スの量と相関しており，0 点(硬化なし)，1 点(皮
膚が厚ぼったく感じられる)，2 点(1 と 3 の中間)，
3 点(皮膚が下床との可動性を欠く)と評価し，母
指と示指や，両母指で皮膚を挟んで行う．皮膚硬
化の進行により，手指の関節が拘縮する手指屈曲
拘縮(図 2-a)，顔面の表情筋の動きが乏しい仮面
様顔貌や開口障害(図 2-b)，舌小帯短縮が生じる．
また，皮膚硬化が進行した皮膚には，色素脱失を
混じた褐色の色素沈着が生じることが多い．

　c）手指腫脹

　SSc というと，皮膚が硬いというイメージを持
つため，手指腫脹が重要な所見であることを見逃
しやすい．皮膚硬化のない手指腫脹のみでも，
2013 ACR/EULAR 分類基準の項目には含まれて
いる．手指腫脹(swollen finger, swollen digits)
は，血管透過性の亢進や静脈のうっ滞などで生じ
ると推定される．手指の皮膚硬化は，PIP 関節と
MCP 関節間で評価するが，手指腫脹は，PIP 関節
より末梢で評価する．手指腫脹により，PIP 関節
背側の細かいシワは減り，指が腫れぼったい印象
となる(図 3)．

　d）爪郭部毛細血管異常

　SSc の血管障害により，毛細血管の拡張や消失，

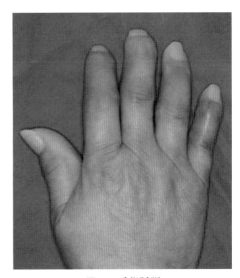

図 3. 手指腫脹

細動脈・中小動脈の中膜肥厚による狭窄と線維化
が生じる．爪郭部は，毛細血管が平行に走行する
ため，血管走行を体表から確認でき，SSc の毛細
血管異常を反映する．爪郭部の観察には，キャピ
ラロスコピーやダーモスコピーが使用される．初
期の毛細血管の拡張から，次第に毛細血管の減
少・消失に至る所見が特徴で，毛細血管が破綻し
た結果として爪上皮出血点が観察される(図 4)．

　e）毛細血管拡張

　手指や手掌，顔が好発部位で，上胸部や口腔粘
膜にもみられる．毛細血管拡張には 2 つのタイプ

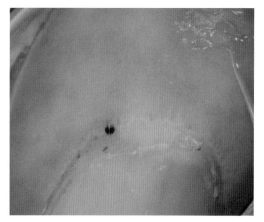

図 4. 爪郭部毛細血管異常

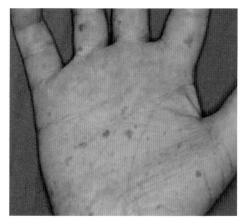

図 5. 毛細血管拡張

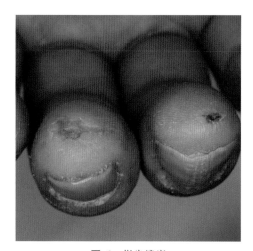

図 6. 指尖潰瘍

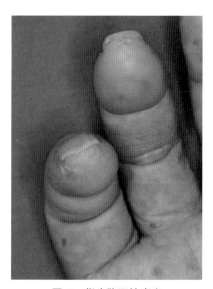

図 7. 指尖陥凹性瘢痕

が知られ，lcSSc では手指や手掌，顔に境界明瞭で数 mm 大の鮮紅色斑を生じ（図5），dcSSc では斑状～クモ状血管腫様の淡紅色斑が生じる．毛細血管拡張は自覚症状に乏しく，患者自身は気づいていないことが多い．

f）指尖潰瘍

指尖潰瘍は，SSc の経過中に 40％程度の患者に発症したとの報告があり，特に若年発症や広範囲の皮膚硬化，抗トポイソメラーゼ I 抗体陽性例などで発症リスクが高い[5]（図6）．指尖だけでなく，MP 関節など外的刺激が加わりやすい部位や足趾にも生じる．血管障害が進行すると指の壊疽を生じ得る．機序は不明だが，皮下石灰沈着が SSc 患者の手指や臀部など圧迫部に生じることがあり，石灰沈着部が潰瘍になることがある．

g）指尖陥凹性瘢痕

指尖陥凹性瘢痕は，軽度の角化を伴う不整形の虫食い状の陥凹で，血管障害の結果生じる（図7）．潰瘍の先行がなくてもみられるため，潰瘍後の瘢痕というわけではない．

3．SSc を皮疹から見逃さないポイント

SSc を疑う際は，まず Raynaud 現象の有無について問診を行う．次に，手指の浮腫と，手指から前腕にかけての皮膚硬化の有無をみて，指尖の潰瘍と陥凹性瘢痕がないか確認する．手掌と顔の毛細血管拡張の有無をみて，爪郭部の毛細血管異常を調べる．もう一度全身の皮膚硬化の評価を行い，mRSS を評価する．その他，稀な皮疹や腱摩擦音など，SSc で出現する所見を知っていれば合わせて確認する．

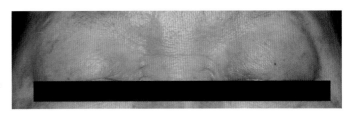

図 8.
ヘリオトロープ疹

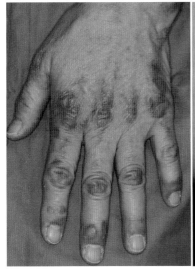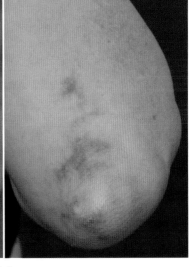

a | b

図 9.
a：ゴットロン丘疹
b：肘のゴットロン徴候

皮膚筋炎

1．疾患概要

　皮膚筋炎（dermatomyositis：DM）は，特発性炎症性筋疾患（idiopathic inflammatory myopathy：IIM）の1つで，特徴的な皮膚症状と，体幹や四肢近位筋に優位な筋力低下のほか，臓器病変として間質性肺疾患や心筋障害などを生じ得る疾患である[6]．筋力低下がなく，皮膚筋炎に特徴的な皮疹がある症例は，検査所見の有無に関わらず，無筋症性皮膚筋炎（amyopathic dermatomyositis：ADM）と呼ばれる[7]．代表的な ADM である抗 MDA5 抗体陽性皮膚筋炎では，急速進行性の間質性肺疾患を生じることがあり，皮疹から皮膚筋炎を診断することが生命予後に直結する．皮膚筋炎には疾患特異的な自己抗体が知られ，各自己抗体ごとに皮膚症状や臓器病変に特徴がある．厚生労働省の診断基準や国際的な分類基準には，皮膚筋炎に特徴的な皮疹として，ヘリオトロープ疹と

ゴットロン丘疹・ゴットロン徴候が入っている．診断基準に含まれていない皮疹であっても，皮膚筋炎に出現しやすい皮疹は多数あるため，皮疹を1つでも多く見つけることが皮膚筋炎の診断に有用である．

2．皮膚筋炎にみられる皮疹

a）分類基準に含まれる，特異的な皮疹

　（1）ヘリオトロープ疹：上眼瞼の紫紅色調の浮腫性紅斑であり，両側性が多いが片側のみに生じることもある．ヘリオトロープは紫色の花であるが，実際は淡い紅色調で，色がほとんど目立たずに浮腫しかわからないことも多い（図8）．患者自身は自覚していないことがあり，家族からも以前と変化がないか問診を行う．

　（2）ゴットロン丘疹，ゴットロン徴候：ゴットロン丘疹は，手指関節背側の，軽度の角化を伴い皮膚面から隆起する紅色疹であり，DIP や MP 関節背側に好発する．敷石状にみえることが多い（図9-a）．一方，ゴットロン徴候は，手指関節背側や肘頭

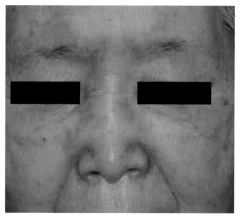

図 10. 皮膚筋炎の顔面紅斑

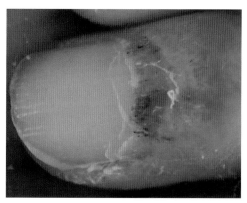

図 11. 爪囲紅斑, 爪上皮出血点

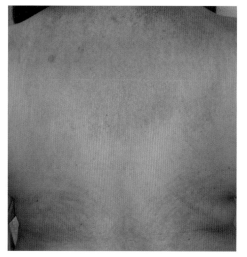

図 12. 体幹紅斑, むち打ち様紅斑

や膝蓋に好発する角化性紅斑である(図9-b).
ゴットロン丘疹は皮膚生検に適した皮疹であり,
鑑別のため積極的に生検が考慮される.

　b）分類基準に含まれないが, 皮膚筋炎によく
　　みられる皮疹

　(1)顔面紅斑:前額, 頬, 耳介などに紅斑を生じ
る. 特に, 鼻根部や鼻背の両側, 鼻唇溝, 鼻孔周
囲に生じる紅斑は, 皮膚筋炎に特徴的である. 紅
斑が顔の中央付近の溝にあたる部位, すなわち眉
間から鼻背の両側から, 鼻唇溝や鼻孔周囲にかけ
ての分布は, 全身性エリテマトーデス(SLE)の顔
面紅斑との鑑別になる(図10). 耳介の対輪・耳輪
の紅斑は見落としやすいため, 耳の診察を忘れな
いようにする.

　(2)爪囲紅斑, 爪上皮出血点:爪囲紅斑は, 後爪

郭部付近の鮮紅色の紅斑で皮膚筋炎にみられる
(図11). また, 爪上皮に, 爪上皮出血点をみるこ
とがあり(図11), 爪郭部には拡張した毛細血管が
観察される. 爪上皮の延長を伴うことがある. 全
身性強皮症でも爪上皮出血点はみられるが, 爪囲
紅斑はないことが多いため, 爪上皮出血点と爪囲
紅斑が併存する場合は皮膚筋炎が示唆される.

　(3)体幹部の紅斑, 多型皮膚萎縮:前頸部から上
胸部に紅斑が出現することをV徴候といい, 後頸
部から上背部, 肩にかけての紅斑をショール徴候
という. また背部全体に紅斑が出現することがあ
り, 掻破による線状の紅斑が残る場合には, むち
打ち様紅斑(scratch dermatitis)と呼ばれる(図
12). また, 多形皮膚萎縮(ポイキロデルマ)は, 色
素沈着, 色素脱失, 表皮萎縮, 血管拡張などの皮
膚病変が混在する皮疹で, 上胸部によくみられる.

　(4)皮膚潰瘍, Raynaud現象, 皮下石灰沈着:
皮膚潰瘍が手指や四肢の関節伸側部に生じること
があり, 抗MDA5抗体陽性例に多い. 皮膚潰瘍の存
在は悪性腫瘍のリスク因子とされる[8]. 全身性強
皮症の項でも説明したRaynaud現象は, 皮膚筋炎
でもみられることがある. 皮下石灰沈着は, 若年性
皮膚筋炎で頻度の高い抗NXP2抗体陽性例に多い.

　c）筋炎特異的自己抗体に特徴的な皮膚症状

　(1)逆ゴットロン徴候(鉄棒まめ様皮疹):抗
MDA5抗体陽性例に多いが, 抗MDA5抗体に特
異的というわけではない. 手指関節屈側の関節周
囲の紅斑で, 診断のポイントは, 擦れ合う2か所
にみられるため, 典型例では, 関節屈側の中央を

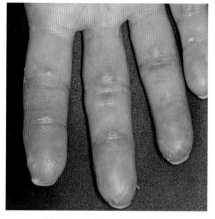

図 13. 逆ゴットロン徴候

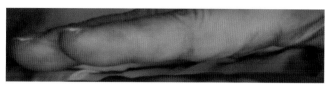

図 14. 機械工の手

挟むように2か所の紅斑がみられることである（図13）.

(2) **機械工の手**（mechanic's hand）：抗ARS抗体陽性例に多い，母指の尺側面や示指橈側面の角化性の皮疹である．非常にわかりにくい皮疹で，手湿疹や外的刺激による皮疹との見分けがつきにくい（図14）．機械工の手以外にも，皮膚筋炎に特徴的な皮疹が複数存在していることが多いため，1つの皮疹の診断に固執しすぎないようにする．鑑別のため生検は考慮される.

3. 皮膚筋炎を皮疹から見逃さないポイント

特徴的な皮疹が複数持続している場合や，筋力低下，筋障害に起因する嚥下障害，咳嗽，労作時呼吸困難，間質性肺疾患の指摘などの場合に皮膚筋炎を疑う．特に手と顔を丁寧に診察する．また，耳を見忘れないようにする．手の診察では，爪囲紅斑と爪郭部の確認，逆ゴットロンの確認を行う．次いで体幹と四肢（肘・膝）を診察する．皮膚生検を積極的に行い，表皮の苔癬反応，表皮の液状変性や個細胞壊死，真皮のムチン沈着といった皮膚筋炎の特徴をみる．表皮に個細胞壊死がみられることは，特に鑑別に有用である.

全身性エリテマトーデス

1. 疾患概要

全身性エリテマトーデス（systemic lupus erythematosus：SLE）は，抗核抗体や補体低下などの血清学的異常と特徴的な臨床症状によって診断される多系統疾患である[9]．SLEの診断には，2019

ACR/EULAR の分類基準が国際的に用いられ，皮膚所見として，急性皮膚エリテマトーデス，亜急性皮膚エリテマトーデス，円板状エリテマトーデス，口腔潰瘍，非瘢痕性脱毛が含まれている[10].

エリテマトーデスの皮疹は，急性，亜急性，慢性の皮膚エリテマトーデスと，非特異的な皮疹に分けられる[11]．急性皮膚エリテマトーデスは，SLEの診断を満たす患者にみられ病勢を反映することが多い．亜急性エリテマトーデスは，SLEの診断を満たさない患者でもみられることがある．慢性皮膚エリテマトーデスでは，皮疹のみのことが多い．なお，皮膚エリテマトーデス（cutaneous lupus erythematosus：CLE）の名称は，LEに出現する皮疹の名称である場合と，皮膚が主体の病型の名称としても使用されるので注意する.

2. SLEにみられる皮疹

a）急性皮膚エリテマトーデス（acute CLE：ACLE）

(1) **頬部紅斑**（marlar rush）：頬から鼻根部にわたる紅斑で鼻唇溝を避けることが多い．鼻唇溝を避けることが多いが，鼻唇溝を飛び越えて，おとがい部にもみられることがある（図15）．耳も紅斑が出現する部位であり，見逃さないようにする．浸潤を伴う限局した紅斑が散在することがあり，診断が難しいことがある．耳などほかの皮疹の有無や，病理組織や蛍光抗体直接法などを参考に総合的に判断する.

(2) **斑状丘疹状エリテマトーデス**：体幹や上肢に多発する紅斑や丘疹で，薬疹など鑑別疾患が多い

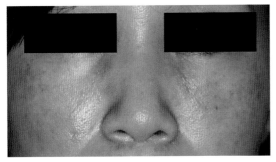

図 15. SLE の頬部紅斑

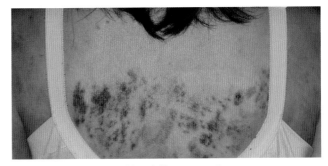

図 16. 斑状丘疹状エリテマトーデス

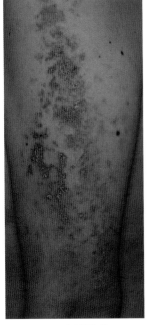

図 17. 丘疹鱗屑型 SCLE

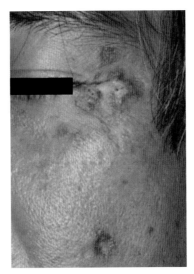

図 18. 円板状エリテマトーデス

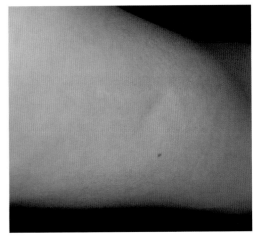

図 19. 深在性エリテマトーデス

（図16）．SLE の病勢を反映することが多い．

　（3）**水疱性ループス**：Ⅶ型コラーゲンに対する自己抗体がみられることが多く，水疱（表皮下水疱）が露光部を中心に出現する．水疱を生じるほかの疾患の除外が必要である．

　b）亜急性皮膚エリテマトーデス（subacute CLE：SCLE）

　（1）**丘疹鱗屑型**：角化傾向のある丘疹や紅斑が，顔や上肢などに出現する（図17）．SCLE は SLE 分類基準を満たす場合と，皮疹のみの場合がある．

　（2）**環状連圏状型**：浸潤を伴う環状の紅色疹で，中央は退縮傾向を呈する．丘疹鱗屑型と同様に顔や上肢に生じることが多い．

　c）慢性皮膚エリテマトーデス（chronic CLE：CCLE）

　（1）**円板状エリテマトーデス（discoid LE：DLE）**：CCLE の代表で頻度が高い．顔面，口唇，耳介，頭部，手背など露光部に好発する萎縮性角化性紅斑であり，頭髪部に生じた場合には瘢痕脱毛を生じ得る（図18）．複数部位（wide spread DLE）に生じた場合は，SLE へ移行する可能性があるため注意する．

　（2）**深在性エリテマトーデス（LE profundus：LEP）**：脂肪組織の炎症が主体で，脂肪組織の萎縮により非可逆性の皮膚陥凹が残る（図19）．表面に DLE を伴うこともある．皮膚の陥凹のみが進行し，全身性症状を欠くことが多いため，診断の

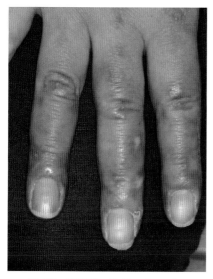

図 20. 凍瘡状エリテマトーデス

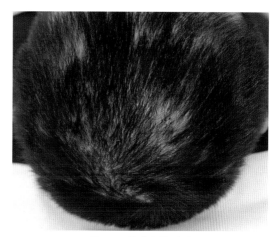

図 21. 非瘢痕性脱毛

遅れにより治療のタイミングを逃すことがないよう注意する．皮膚生検を積極的に行う．

(3)**凍瘡状エリテマトーデス(chilblain LE：CHLE)**：寒冷曝露で誘発し，手や手指，足の凍瘡様の角化性局面を呈し，病理組織で DLE の病理の特徴をもつ(**図20**)．一方，凍瘡様紅斑という，凍瘡状エリテマトーデスに似た手指や足趾の凍瘡様の皮疹を認めることがあるが，LE に特徴的な病理組織の変化が少ない．

d）その他の皮疹

(1)**非瘢痕性脱毛**：非瘢痕性脱毛は分類基準に含まれている．SLE の活動期の，びまん性の脱毛であることが多い(**図21**)．

(2)**口腔潰瘍**：口腔潰瘍は分類基準に含まれている．硬口蓋に多く，無痛性ため患者が自覚していないことがあり，問診ではなく直接診て確認をする．疾患の活動期に多い．

(3)**肥厚性エリテマトーデス，結節性皮膚ループスムチン沈着症，Lupus erythematosus tumidus**：これらの稀な皮疹が生じることがある．

3．皮疹から SLE を見逃さないポイント

特徴的な皮疹が複数あり，それらが持続している場合や，発熱や倦怠感，関節炎など全身症状を伴う場合に SLE を疑う．分類基準を満たさない，皮疹のみの皮膚エリテマトーデスであっても，頭部の円板状エリテマトーデスでは恒久的な脱毛を

残し，深在性エリテマトーデスでは皮膚陥凹が残る可能性があり，早期診断，早期治療が大切である．皮膚生検や蛍光抗体直接法は皮疹の鑑別に有用であり，表皮基底層の液状変性，付属器や真皮血管周囲のリンパ球の集簇など基本的な特徴をまずは確認する．また，蛍光抗体直接法(ループスバンドテスト)により，表皮真皮境界部に免疫グロブリンや補体の沈着による顆粒状の蛍光が確認できれば，診断的価値が高い．

シェーグレン症候群

シェーグレン症候群(Sjögren's syndrome：SS)は，涙腺や唾液腺など外分泌腺への慢性炎症により腺組織に障害が生じる自己免疫疾患であり，腺組織だけでなく間質性腎炎など様々な腺外症状を生じる．SS の 10% 程度に皮膚症状がみられるが，特徴的な皮膚病変としては，環状紅斑と血管炎が重要である[12]．環状紅斑は顔面(特に頬部)，次いで上肢に多く出現し，軽度の浸潤を触れる紅斑であることが多い．紅斑による環が完全に閉じた環状となっていれば環状紅斑だと認識しやすいが，実際は環の輪が途切れていて，紅斑をつないでいくと環状になるような皮疹も多く，環状という言葉をイメージしすぎて見逃すことがないようにしたい(**図22**)．

皮膚の血管炎も SS の特徴的な皮膚病変とされ，

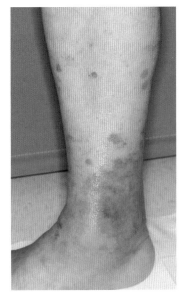

図 23. 高ガンマグロブリン血症性紫斑

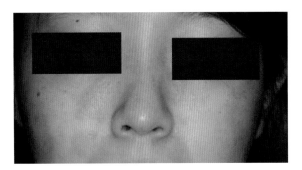

図 22. シェーグレン症候群の環状紅斑

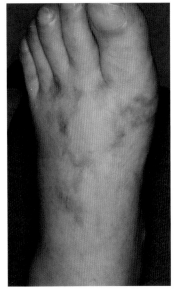

図 24. APS によるリベド

真皮小血管の白血球破砕性血管炎が多い

　真皮小血管の白血球破砕性血管炎を反映して，皮膚症状では触知性の紫斑（palpable purpura）や浸潤を触れる紅斑がみられ，下腿を中心とした下肢に好発する．また，SS に多クローン性の高ガンマグロブリン血症を伴う症例で，下肢を中心に紫斑が生じることがあり，高ガンマグロブリン血症性紫斑といわれ特異性が高い（図 23）．ただ，高ガンマグロブリン血症性紫斑では，真皮血管周囲のリンパ球浸潤と赤血球の血管外漏出が主体で，血

管炎は通常みられない．

抗リン脂質抗体症候群

　抗リン脂質抗体症候群（antiphospholipid syndrome：APS）は，抗リン脂質抗体（実際は，抗リン脂質に結合する蛋白質に対する抗体）の存在により，動静脈の血栓症や習慣性流産など妊娠合併症を生じる疾患である[13]．抗リン脂質抗体として，IgG/IgM 抗カルジオリピン抗体，IgG/IgM 抗 $\beta2$ グリコプロテイン I 抗体，ループスアンチコアグラントが診断に重要である．基礎疾患のない原発性と，全身自己免疫疾患などに合併する二次性があり，二次性としては SLE に合併することが最も多い．皮膚症状としては，皮膚や皮下組織での動静脈血栓により，リベド（livedo）や紫斑，皮膚潰瘍など多彩な皮膚症状を生じるが，特に皮疹がリベドのみの場合に見逃しやすい．

　リベドは，真皮皮下境界部の血管の閉塞による循環障害によって生じる網目状の紅斑や潮紅で，血管炎や循環障害など様々な疾患で生じるため，APS に特異的というわけではない．

　しかし，リベドの存在は，APS 以外にも血管炎などの発見に至ることも多く，注意すべき皮膚症状である．リベドを見慣れていないと，くっきりとした環状の紅斑をイメージしてしまいがちだ

が，実臨床で経験するリベドは，境界が不明瞭で薄い暗赤色の紅斑や潮紅が散在していることが多く，下肢に多くみる（**図24**）．リベドを疑ったときは，積極的に皮膚生検を行い，真皮皮下境界部の血管炎や血栓などの有無を確認したい．

おわりに

膠原病の皮疹をみつけるには，各膠原病に特徴的な皮疹をイメージして，診察に挑んでいく必要がある．各疾患に特徴的な皮疹を複数みつけることが，より診断の確からしさにつながる．膠原病に特徴的な皮疹が生じる，顔と手をよく診察し，次いで体幹と四肢を診察する．皮疹以外の身体所見，病理組織，蛍光抗体直接法，血液検査所見，画像検査で膠原病を示唆する所見が得られたら，あらためて皮疹の評価を振り返るとよい．

参考文献

1）Denton CP, et al：Systemic sclerosis. *Lancet*, **390**：1685-1699, 2017.
2）Allanore Y, et al：Systemic sclerosis. *Nat Rev Dis Primers*, **1**：15002, 2015.
3）LeRoy E, et al：Scleroderma（systemic sclerosis）：classification, subsets and pathogenesis. *J Rheumatol*, **15**：202-205, 1988.
4）van den Hoogen F, et al：2013 classification criteria for systemic sclerosis：an American College of Rheumatology/European League against Rheumatism collaborative initiative. *Arthritis Rheum*, **65**：2737-2747, 2013.
5）Silva I, et al：A PRISMA-driven systematic review for predictive risk factors of digital ulcers in systemic sclerosis patients. *Autoimmun Rev*, **14**：140-152, 2015.
6）DeWane ME, et al：Dermatomyositis：Clinical features and pathogenesis. *Journal of the American Academy of Dermatology*, **82**：267-281, 2020.
7）Lundberg IE, et al：2017 European League Against Rheumatism/American College of Rheumatology classification criteria for adult and juvenile idiopathic inflammatory myopathies and their major subgroups. *Ann Rheum Dis*, **76**：1955-1964, 2017.
8）Oldroyd AGS, et al：A systematic review and meta-analysis to inform cancer screening guidelines in idiopathic inflammatory myopathies. *Rheumatology（Oxford）*, **60**：2615-2628, 2021.
9）Tsokos GC：Autoimmunity and organ damage in systemic lupus erythematosus. *Nat Immunol*, **21**：605-614, 2020.
10）Aringer M, et al：2019 European League Against Rheumatism/American College of Rheumatology Classification Criteria for Systemic Lupus Erythematosus. *Arthritis Rheumatol*, **71**：1400-1412, 2019.
11）Niebel D, et al：Cutaneous Lupus Erythematosus：An Update on Pathogenesis and Future Therapeutic Directions. *Am J Clin Dermatol*, **24**：521-540, 2023.
12）Retamozo S, et al：Systemic manifestations of primary Sjögren's syndrome out of the ESSDAI classification：prevalence and clinical relevance in a large international, multi-ethnic cohort of patients. *Clin Exp Rheumatol*, **37 Suppl 118**：97-106, 2019.
13）Garcia D, et al：Diagnosis and Management of the Antiphospholipid Syndrome. *N Engl J Med*, **378**：2010-2021, 2018.

MB Derma，350：30-36，2024.

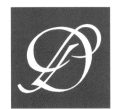

◆特集／皮疹が伝えるメッセージ
皮疹とダーモスコピーとの対比

外川八英*

Key words：皮丘平行パターン（parallel ridge pattern），毛包内および毛包周囲の色素沈着（pigmentation in and around hair follicles），糸球体血管（glomerular vessels，clustered or arranged in lines），光輝性白色領域（shiny white areas）

Abstract ダーモスコピー（dermoscopy：DS）は所見が皮疹（臨床像）とかけ離れていることも多く，むしろ誤診につながってしまうという話をしばしば耳にする．このような皮膚科診療における「矛盾」を解決するには，常日頃，皮疹とDS像を対比させ，各疾患でみられる特徴的なDS像を理解する作業が必要となる．本稿では日常疾患で遭遇し得る，DSが診断に役立つと思われる疾患（先天性色素細胞母斑，末端黒子型メラノーマ，悪性黒子型メラノーマ，脂漏性角化症，ボーエン病，基底細胞癌，血管腫）を取り上げ，各臨床像とDS像を対比させ診断のポイントを解説する．

先天性色素細胞母斑

　先天性色素細胞母斑（congenital melanocytic nevus：CMN）は，主にがん遺伝子の*NRAS*，ときに*BRAF*の変異によって生じる神経堤由来メラノサイトのクローン性増殖および迷入であり，全生児出生数の1～6%にみられる[1]．なお，長径20 cmを超える大型/巨大CMNは，1/2万～1/50万の出生率で発生し，通常，ほかの小型CMNを伴う[2]．一般にCMNの形態は不均一で，病変の大きさ，形状および色調は様々である（**図1-a**）．病変は，加齢に伴い徐々に比例して大きくなり（頭部，体幹および四肢でそれぞれ2.8倍，8倍および12倍），局面状または結節状になる傾向がある[3]．また，成長するにつれて色調が薄くなり，内部に終末期毛が目立つ．CMNのダーモスコピー（dermoscopy：DS）所見では，小球状（globular pattern），網状ないしネットワーク状（reticular or network pattern），網状-小球状（reticular-

globular pattern），無構造パターン（structureless pattern）がよくみられる（**図1-b**）[4]．小球状パターンは最初の20代までにみられ，網状パターンは30～40代以降にみられやすい．これらの主なパターンに加えて，多毛（hypertrichosis），敷石状構造（cobblestone like structures），稗粒腫様嚢腫（milia-like cysts），毛包周囲色素脱沈着（perifollicular pigmentary changes），非定型色素小点・小球（atypical dots/globules），背景の非対称性びまん性色素沈着（asymmetry diffuse background pigmentation），菌糸状構造（hyphaelike structures），多構築パターン（multicomponent pattern）が報告されている[5]．

　なお，特に大型/巨大CMNでは定期的な検査と経過観察が必要とされるが，急速に成長する結節性の病変，下床の可動性がない病変および表面の潰瘍化は，メラノーマの発生を疑うべきである．また，小/中型CMNのDSにおけるメラノーマの発生の予測因子として，病変周辺部，灰色角状線，非定型ネットワーク，特に陰性ネットワークに注意が必要である[6]．

───────────
* Yaei TOGAWA，〒260-8677 千葉市中央区亥鼻 1-8-1 千葉大学医学部附属病院皮膚科学，講師

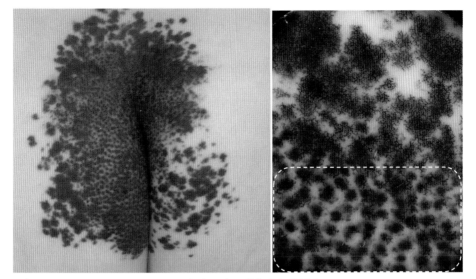

a | b

図 1. 臀部の先天性色素細胞母斑

a：小児手掌大の不整形黒褐色斑．中央付近は毛孔一致性の点状色素斑，
辺縁付近は数 mm 大までの大小ある色素斑からなる．

b：ダーモスコピー所見．いずれの色素斑も基本的には褐色の色素ネット
ワークないし網状パターン（reticular or network pattern）を有する．斑
状で融合する不整形のもののほか，毛孔一致性に小型の色素斑が存在し
（白破線），色調が濃く（perifollicular pigmentary changes），下床や周囲
に青灰色の色素小点・小球（dots/globules）を伴う．

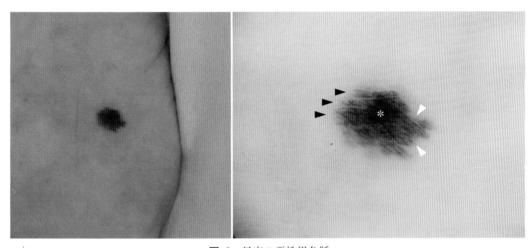

a | b

図 2. 足底の悪性黒色腫

a：7×4 mm 大と小型ながら濃淡があり不整形をした黒褐色斑

b：ダーモスコピー所見．濃褐色で無構造に近い領域は辺縁近くに偏在して
いる（黄＊）．割合規則的な細線維状パターン（fibrillar pattern）を示すもの
の，一部に皮丘平行パターン（parallel ridge pattern）もみられる（黒矢頭）．
また不規則色素小点（irregular dots）も散見される（白矢頭）．

末端黒子型メラノーマ

末端黒子型メラノーマ（acral lentiginous mela-noma：ALM）は欧米人では全メラノーマの3%程度であるが，本邦では40%以上を占める病型であり，臨床的には，初期段階の ALM は，境界が不明瞭で多彩な色調を呈する色素斑または斑として現れる（**図 2-a**）．やがて，水平方向に成長する病

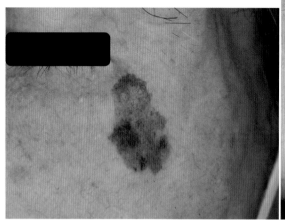 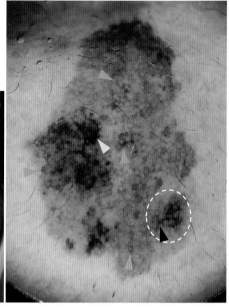

図 3. 頬部の悪性黒色腫　　　　　　　　　　　　　a｜b

a：長径 2 cm の境界割合明瞭ながら濃淡のある黒褐色斑

b：ダーモスコピー所見．濃淡のある褐色の色素領域は毛包とその周辺の色素
沈着（pigmentation in and around hair follicles），すなわち circles（円）や
semicircles（半円）が目立つ（青矢頭）．また角状線（angulated lines：黒矢頭）
や菱形構造（rhomboidal structures：白破線）が観察され，一部では毛孔の消
失（黄矢頭）を伴う．

変のなかに結節が生じることがある[7]．従来の
ABCDE ルールに従う肉眼的な診断には限界があ
り，DS による診断が感度（80%）・特異度（88%）と
ともに高い．思春期以降に生じた足底で色素斑は
7 mm 以上の病変ではメラノーマを鑑別する必要
があり，7 mm 以下の病変であっても皮丘平行パ
ターン（parallel ridge pattern：PRP）や非定型多
構築パターンがみられれば，メラノーマを疑い生
検する必要がある（図 2-b）[8]．

なお，多発する掌蹠の色素斑が PRP を示す場合
は Laugier-Hunziker-Baran 症候群やフルオロウ
ラシル（5-FU）などの抗がん剤の副作用，荷重部
に急激に生じた赤黒い色調の PRP は black heel で
ある可能性が高い．一方で皮溝平行パターン
（parallel furrow pattern：PFP）やその亜型であ
る格子状パターン（lattice-like pattern），また荷
重部でみられる細線維状パターン（fibrillar pat-
tern：FP）は良性（色素細胞母斑）を示唆する．た
だし，たとえ PFP が病変内にみられても，全体と
して非対称な色素構造であればメラノーマを疑う

必要がある[9]．またメラノーマであっても荷重部
であれば初期に規則的な FP を示す場合があり注
意を要する[8]．

悪性黒子および悪性黒子型メラノーマ

悪性黒子（lentigo maligna：LM）および悪性黒
子型メラノーマ（lentigo maligna melanoma：
LMM）は，それぞれ早期および進行したメラノー
マのサブタイプである．これらは慢性的に日光障
害を受けた皮膚に発生し，メラノーマ全体の 4〜
15% を占め，頭頸部で観察される最も一般的な病
型である[7]．LM は通常，顔面または上肢に，境界
のはっきりしない不規則な色素斑として現れ，初
期には周囲の日光黒子などと区別がつきにくく同
定が困難である（図 3-a）．従来の ABCDE ルール
は LM が成長速度の遅い日光黒子に類似している
場合など診断には適用できない[7]．したがって DS
が LM/LMM の診断に重要である．

LM では初期に DS 観察される所見には，毛包
とその周辺の色素沈着（pigmentation in and

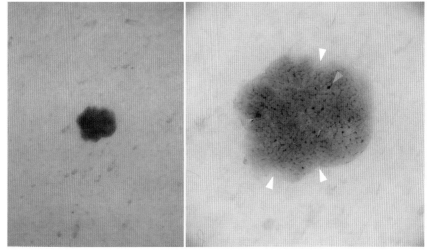

図 4. 大腿部の脂漏性角化症
a：境界明瞭でわずかに扁平隆起する褐色結節
b：ダーモスコピー所見：境界は明瞭で所々に虫食い状辺縁（moth-eaten border：白矢頭）を有する. 病変全体が脳回転状外観（brain-like appearance）ないし溝と隆起（fissures/ridges）からなり, 面皰様開孔（comedo-like openings：青矢頭）も散見される.

around hair follicles）, すなわち circles（円）, semicircles（半円）, circles-within-circles（円内円）があり, 最も重要なダーモスコピーの特徴である. 次いで毛包周囲の青灰色の小点および小球である annular-granular pattern（環状・顆粒状パターン）, 毛包間部に形成される菱形構造（rhomboidal structures）や角状線（angulated lines）がみられ, 最終的に毛包の消失を伴う斑状色素沈着（pigmented blotches with obliteration of hair follicles）, すなわち無構造領域（structureless areas）に至る（**図 3-b**）[7)10)11)]. ダーモスコピーの主パターンとして円形を呈する病変の 2/3 以上が悪性であり, circle-within-circles（円内円）, あるいは iso-bar sign（等圧線徴候）は感度 4.2〜5% と低いが, LM 診断に対する特異度は 98.1% と高い[12)].

脂漏性角化症

脂漏性角化症（seborrheic keratosis：SK）は, 成人で遭遇する最も一般的な良性上皮性皮膚腫瘍であり, 年齢とともに発生率が増加し, 60 歳でピークに達する. SK の病因は完全には解明されていないが, 一般的に皮膚老化の徴候と考えられており, 特に慢性的な紫外線曝露による老化に関係す

ると予想されている. SK の好発部位は躯幹と額部である[13)]. SK の確定診断は, この疾患の臨床的外観が多様であるため, 肉眼ではわかりにくいことがある（**図 4-a**）. しかし, SK のほとんどの症例は, 溝と隆起（fissures/ridges）あるいは脳回転状外観（brain-like appearance）, 白暈を伴うヘアピン状血管（hairpin vessels with white halo）, 面皰様開孔（comedo-like openings）, 稗粒腫様囊腫（milia-like cysts）などの典型的な DS 所見を示し[13)], なにより境界明瞭（sharp border）であり, しばしば虫食い状辺縁（moth-eaten border）を伴う（**図 4-b**）.

ボーエン病

ボーエン病（Bowen's disease：BD）の主な病因は, 紫外線曝露, 免疫抑制, ヒト乳頭腫ウイルス（HPV）感染などがある[14)]. BD は, 白人では皮膚の光曝露部位によくみられるが, 日本人では 53% が躯幹に生じているという報告がある[15)]. 多くの場合, BD は緩徐に進行し, 境界明瞭な, 鱗屑ないし痂皮を伴う花弁状の角化性紅斑ないし局面を形成する. 古典的な BD は, ピンク色から鮮やかなサーモンレッドの色調まで多彩な紅斑を示し, 症

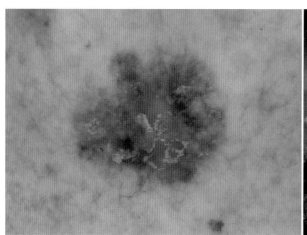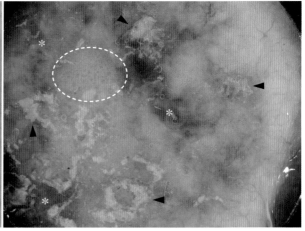

図 5. 胸部のボーエン病   a｜b

a：わずかに色素沈着を伴う花弁状の角化性紅斑

b：ダーモスコピー所見. 黄色調の表面の鱗屑(surface scales)ないし痂皮の付着
（黒矢頭）があり，散在する低色素性無構造領域(hypopigmented structureless
zone：青＊)とその内部に規則的な配列の小点状，あるいは糸球体状血管(dot-
ted vessels or glomerular vessels, clustered or arranged in lines：白破線)が
みられる．また褐色の無構造領域(黄＊)も混在する.

例により色素沈着を種々の程度で伴う（図5-a）．
鱗屑を除去しても通常出血を生じず，紅斑性の湿
潤面が現れる．病変が進行するにつれて，病変の
一部に自然消退ないし瘢痕治癒が生じることがあ
る．BD のダーモスコピー所見は線状に規則的な
配列する糸球体状血管(glomerular vessels, clus-
tered or arranged in lines)，表面の鱗屑(surface
scales)が特徴的であるが，そのほか斑状に分布す
る褐色小球，褐色～灰褐色の無構造領域あるいは
網状の色素沈着が報告されている[16]．また前述の
自然消退～瘢痕領域は白色調の低色素性無構造地
帯(hypopigmented structureless zone)として観
察される（図5-b）．

基底細胞癌

基底細胞癌(basal cell carcinoma：BCC)は通
常，頭頸部の日光に曝された部位に発生するが，
身体のどこにでも発生する可能性がある．BCC の
最も一般的な形態は結節型，次いで表在型，そし
てモルフェア型の順である．結節型とモルフェア
型は頭部と頸部に，表在型は体幹部に多い[17]．臨
床的に結節型でよくみられる特徴としては，半透
明感(translucency)，潰瘍化(ulceration)，毛細血

管拡張(telangiectasias)，境界の巻き込み(rolled
border)などであり[18]，色素性 BCC が多い本邦で
は多少なりとも青黒い部分を伴うことが多い（図
6-a）．BCC の DS の診断基準としては，いわゆる
ネットワーク構造を欠き，① 潰瘍形成(ulcer-
ation)，② 車軸状領域(spoke-wheel areas)，③
樹枝状血管(arborizing vessels)，④ 大型青灰色
卵円形胞巣(large blue-gray ovoid nests)，⑤ 多
発性青灰色小球(multiple blue-gray globules)，
⑥ 葉状領域(leaf-like areas)，⑦ 光輝性白色領域
(shiny white areas)の 7 つの所見のうち 1 つがみ
られることである[19)20]．なお，光輝性白色領域は
偏光像でのみ観察されるアーチファクトなので注
意する．臨床的な半透明感はこの診断基準には含
まれないが，ダーモスコピーにおいては水菓子の
ような透明感がしばしばみられる（図6-b）．

血管腫

血管腫(hemangioma)は ISSVA 分類によれば，
血管腫は脈管腫瘍と脈管奇形とに大別される[21]．
大まかに脈管腫瘍は血管腔の増生を伴うもの，脈
管奇形は血管拡張を主体とするものと考える．い
ずれも真皮表層の表在性の血管腔の増生や血管拡

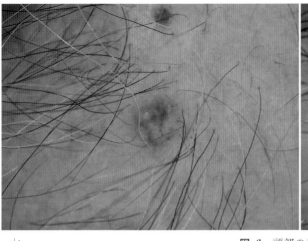
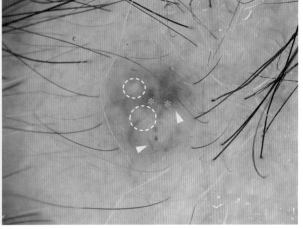

a|b

図 6. 頭部の基底細胞癌

a：表面にやや光沢を伴うやや不整なドーム状丘疹

b：ダーモスコピー所見．水菓子のような透明感があり，大型青灰色卵円形胞巣
（large blue-gray ovoid nests：青＊），光輝性白色領域（shiny white areas：白
破線）のほか，表在型や早期の基底細胞癌でしばしばみられる短く細い毛細血
管拡張（short fine superficial telangiectasia：黄矢頭）がみられる．

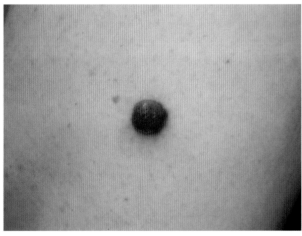
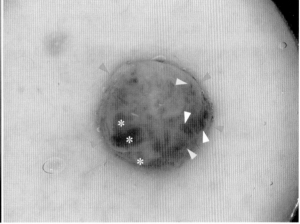

a|b

図 7. 上腕の動静脈血管腫

a：類円形で暗赤色のドーム状結節

b：ダーモスコピー所見．淡紅色調の背景（reddish background）に辺縁の白色襟（white
collarette：青矢頭）のほか，内部に大小の赤青色小湖（red blue lacunae：白＊）様の構
造がみられるほか，非樹枝状毛細血管拡張（non-arborising telangiectasias：白矢頭）や
線状血管（linear vessels：黄矢頭）がみられる．

張を伴うものは鮮紅色．深部に至るにつれ色の彩
度が失われ，紫や青に近い色調となる．ダーモス
コピーでは血管増生は赤青色小湖（red blue lacu-
nae），血管拡張は種々の形態の毛細血管拡張（tel-
angiectasia）ないし線状血管（linear vessels）とし
て観察されるため，生検前に有用な診断情報が得
られる．例えば動静脈血管腫は中年の顔面および

四肢の皮膚に好発する．臨床的には 0.5～1 cm 大
の無痛性の青色～赤色の小結節である（**図 7-a**）．
しかし正確に臨床診断されるのは 1/4 程であり，
しばしば色素細胞母斑，基底細胞癌，カポジ肉腫
などと間違えられる[22]．一方，DS では小湖（lacu-
nae）は 8％（3/39 例）しかみられないが，72％
（28/39 例）の症例に赤味を帯びた背景に非樹枝状

毛細血管拡張症（non-arborising telangiectasia on a reddish background）が観察され（**図 7-b**），特徴的な所見と考えられる[22]．

文　献

1）Ingordo V, et al：Congenital melanocytic nevus：an epidemiologic study in italy. *Dermatology*, **214**(3)227-230, 2007.

2）Price HN：Congenital melanocytic nevi：update in genetics and management. *Curr Opin Pediatr*, **28**(4)：476-482, 2016.

3）Marghoob AA：Congenital melanocytic nevi. Evaluation and management. *Dermatol Clin*, **20**(4)：607-616, viii, 2002.

4）Farabi B, et al：Congenital melanocytic naevi：An up-to-date overview. *Australas J Dermatol*, **62**(2)：e178-e191, 2021.

5）Ingordo V, et al：Dermoscopic features of congenital melanocytic nevus and Becker nevus in an adult male population：an analysis with a 10-fold magnification. *Dermatology*, **212**(4)：354-260, 2006.

6）Cuevas RG, et al：Dermatoscopic predictors of melanoma arising in small- and medium-sized congenital nevi. *J Am Acad Dermatol*, **84**(6)：1703-1705, 2021.

7）Longo C, et al：Dermoscopy of melanoma according to different body sites：Head and neck, trunk, limbs, nail, mucosal and acral. *J Eur Acad Dermatol Venereol*, **37**(9)：1718-1730, 2023.

8）Saida T, et al：Dermoscopy for Acral Melanocytic Lesions：Revision of the 3-step Algorithm and Refined Definition of the Regular and Irregular Fibrillar Pattern. *Dermatol Pract*, **2**(3)：e2022123, 2022.

9）Lallas A, et al：The BRAAFF checklist：a new dermoscopic algorithm for diagnosing acral melanoma. *Br J Dermatol*, **173**(4)：1041-1049, 2015.

10）Schiffner R, et al：Improvement of early recognition of lentigo maligna using dermatoscopy. *J Am Acad Dermatol*, **42**(1 Pt 1)：25-32, 2000.

11）Stolz W, et al：Dermatoscopy for facial pigmented skin lesions. *Clin Dermatol*, **20**(3)：276-278, 2002.

12）Tschandl P, et al：Dermatoscopy of flat pigmented facial lesions. *J Eur Acad Dermatol Venereol*, **29**(1)：120-127, 2015.

13）Wollina U：Recent advances in managing and understanding seborrheic keratosis. *F1000Res*, **8**(F1000 Faculty Rev)：1520, 2019.

14）Palaniappan V, et al：Bowen's disease. *Indian Dermatol Online J*, **13**(2)：177-189, 2022.

15）Arlette JP, et al：Squamous cell carcinoma in situ of the skin：History, presentation, biology and treatment. *Australas J Dermatol*, **45**(1)：1-9, 2004

16）Zalaudek I, et al：Dermoscopy of Bowen's disease. *Br J Dermatol*, **150**(6)：1112-1116, 2004.

17）Scrivener Y, et al：Variations of basal cell carcinomas according to gender, age, location and histopathological subtype. *Br J Dermatol*, **147**(1)：41-47, 2002.

18）Tang JY, et al：Basal Cell Carcinoma and Basal Cell Nevus Syndrome. Fitzpatrick's Dermatology in General Medicine(Kang S, Amagai M, Bruckner Al et al eds), 9th ed, McGraw-Hill, New York, pp. 6318-6342, 2019.

19）Menzies SW, et al：Surface microscopy of pigmented basal cell carcinoma. *Arch Dermatol*, **136**(8)：1012-1016, 2000.

20）Marghoob AA, et al：Proposal for a revised 2-step algorithm for the classification of lesions of the skin using dermoscopy. *Arch Dermatol*, **146**(4)：426-428, 2010.

21）INTERNATIONAL SOCIETY FOR THE STUDY OF VASCULAR ANOMALIES. https://www.issva.org/classification

22）Zaballos P, et al：Dermoscopy of arteriovenous tumour：A morphological study of 39 cases. *Australas J Dermatol*, **59**(4)：e253-e257, 2018.

MB Derma, 350：37-44，2024．

◆特集／皮疹が伝えるメッセージ

皮疹と病理所見との対比
―皮膚血管炎を例にして―

小川浩平*

Key words：血管炎(vasculitis)，白血球破砕性血管炎(leukocytoclastic vasculitis)，触知性紫斑 (palpable purpura)，皮膚潰瘍(skin ulcer)

Abstract 炎症性疾患，腫瘍性疾患のいずれにしろ，皮膚組織内で疾病を生じると組織の反応が起こる．炎症性疾患では血管の反応，血流の増加，血漿成分の血管外漏出と炎症細胞の組織への浸潤および周囲間質の変化を生じて皮疹が形成される．腫瘍性疾患では腫瘍細胞の増殖からなる塊状の皮疹が形成される．皮疹を表面から観察し，触り，皮膚組織内で生じている変化を推測しながら診断と治療を進めるのが皮膚科医にとっての基本となる．多彩な皮疹を分類し，分布と経時的変化を観察できるのが臨床診断の強みである．一方，病理組織は病変のごく一部の断面のみであるが，深部の変化を観察することができ，特に腫瘍性疾患においては確定診断を下すことができる．炎症性疾患については臨床病理相関を検討し，診断精度を高めることが重要となる．本稿では多彩な皮疹を呈する皮膚血管炎をテーマとし，基本的な考え方を述べる．

はじめに

皮膚血管炎は真皮から皮下組織までの血管を炎症の主座とする炎症性疾患である．病理組織学的には血管壁への炎症細胞浸潤により変性，壊死，血栓の形成を認め，周囲に赤血球の漏出をきたす．血管炎は疾患ごとに罹患する血管のサイズ・深さが異なり，それと対応した多彩な皮膚症状を示す．本稿では皮膚血管炎をテーマに症例を提示し，臨床所見と病理組織学的所見を対比しながら基本的事項を解説する．

症 例

＜症例1＞77歳，男性．右下腹部痛と血便，腎障害を主訴に内科に入院．絶食と抗菌薬投与でも腹部症状は改善せず，入院より2日後に足背から下腿にかけて皮疹が出現したため皮膚科を紹介受診した．両足から下腿に浸潤を触れる点状紫斑が

多発し，一部で融合傾向を示していた（図1, 2）．左足関節部内側より採取した皮膚生検の病理組織像を示す．弱拡大では真皮の上層から中層の血管周囲性を中心に炎症細胞浸潤を認め，間質に赤血球の血管外漏出を伴う（図3）．強拡大像では血管周囲の好中球浸潤，多数の核塵および毛細血管壁にフィブリノイド壊死を伴っていた（図4）．蛍光抗体直接法では血管壁にIgAの沈着を認め，IgA血管炎と診断された．経過中に急速進行性糸球体腎炎およびネフローゼ症候群を併発したが，パルス療法を含むステロイドの全身投与にて症状は改善した．

＜症例2＞75歳，女性．高血圧，甲状腺機能亢進症にて通院，投薬中．右下腿に難治性の丘疹，潰瘍を形成し，近医皮膚科を受診．壊死組織を伴う紫斑・潰瘍がみられた．抗生物質内服で改善せず皮膚生検を施行したところ白血球破砕性血管炎の所見であった．皮疹拡大傾向のため当院皮膚科を紹介受診し，同日入院．両下腿を中心に大豆大～鶏卵大の血疱を伴う紫斑が多発し，融合傾向

---

* Kohei OGAWA，〒634-8522 橿原市四条町840 奈良県立医科大学皮膚科学教室，学内講師

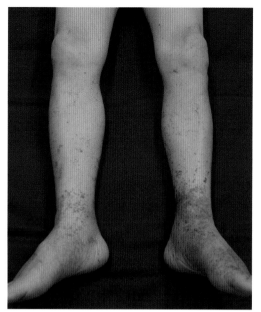

図 1. IgA 血管炎
両足から下腿に浸潤を触れる点状紫斑が多発
し，一部で融合傾向を示す.

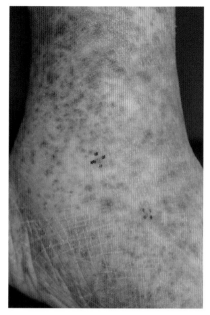

図 2. IgA 血管炎
小型の紫斑は触診で軽度の隆起を触れる.
触知性紫斑（palpable purpura）である.

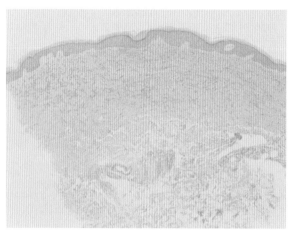

図 3. IgA 血管炎. 生検標本の弱拡大像
表皮に著変はみられない. 真皮上層の血管周囲性に
炎症細胞浸潤がみられ，膠原線維間に赤血球の血管
外漏出がみられる. 真皮下層から皮下に異常所見は
明らかでない.

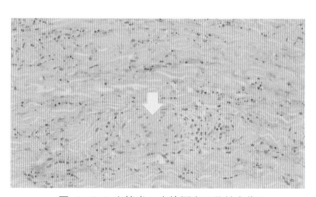

図 4. IgA 血管炎. 生検標本の強拡大像
真皮上層の小血管の壁に好酸性の無構造物が沈着し，
フィブリノイド壊死を呈する（黄矢印）. 周囲に好中球
主体の炎症細胞浸潤と核塵を多数認め，赤血球の血管
外漏出を伴う. 白血球破砕性血管炎（LCV）の像である.

を示していた. 一部はびらんを形成していた（図5）.
右下腿の外側には底部に肉芽組織と黄色壊死組織
を付着する約7 cm 大の潰瘍形成を認めた（図6）.
病理組織学的には，弱拡大で真皮上層から下層お
よび皮下の上層にかけて広範囲に血管周囲性の炎
症細胞浸潤がみられた（図7）. 表皮の一部は壊死
し，赤血球や好中球を含む表皮下水疱を形成して
いた（図8）. 真皮上層の小血管の周囲に好中球浸
潤や核塵がみられ，血管内皮細胞の腫大と血管壁
のフィブリノイド壊死を認めた（図9）. また，真
皮下層の血管周囲にも同様の所見がみられた（図
10）. 蛍光抗体直接法では血管壁に IgM，C3，
Fibrinogen の沈着を認め，IgA の沈着は認めな
かった. また，血清学的に MPO-ANCA の陽性所

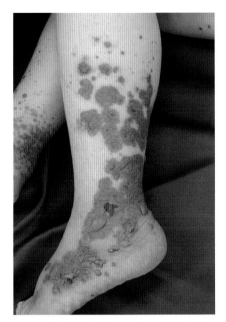

図 5. 薬剤関連 ANCA 関連血管炎の疑い
下腿に弛緩性の水疱,血疱が多発融合する.一部でびらんを
形成している.周囲には小型の触知性紫斑も少数みられる.

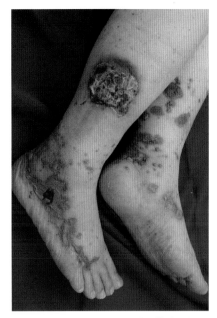

図 6. 薬剤関連 ANCA 関連血管炎の疑い
右下腿外側では底部に肉芽組織と黄色壊
死を伴う不整な潰瘍を形成している.

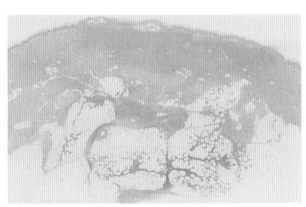

図 7. 薬剤関連 ANCA 関連血管炎の疑い
生検標本の弱拡大像.真皮の一部に水疱を形成する.真皮上
層から下層,一部で皮下脂肪織の上層にかけて,血管周囲性
の密な炎症細胞浸潤を認める.

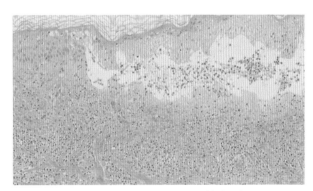

図 8. 薬剤関連 ANCA 関連血管炎の疑い
生検標本の中拡大像.表皮はほぼ全層性に壊死し,真皮と剝
離して表皮下水疱を形成している.空隙内に赤血球や好中
球,フィブリンネットを含む.弛緩性の血疱に対応する所見
と考えられた.

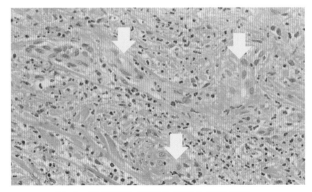

図 9. 薬剤関連 ANCA 関連血管炎の疑い
真皮上層の強拡大像.真皮小血管の血管内皮細胞は腫大し,
壁は好酸性に肥厚する.フィブリノイド壊死の所見と判断
する(黄矢印).周囲に線維化と好中球,リンパ球,核塵がみ
られる.

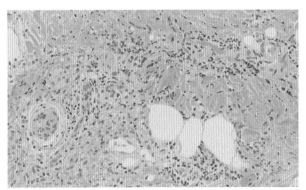

図 10. 薬剤関連 ANCA 関連血管炎の疑い
真皮下層から皮下組織の強拡大像.核塵を伴う好中球,
リンパ球の浸潤はこの深さにおいても観察される.

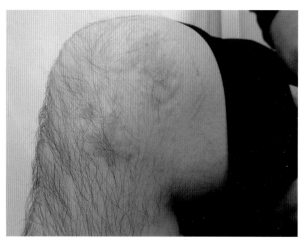

図 11. 多発血管炎性肉芽腫症
右膝と周囲に表面常色, 平滑だが浸潤を触れる不整な
浸潤性局面を触れる. サルコイドーシスや環状肉芽腫
などの肉芽腫性疾患が鑑別となる臨床所見である.

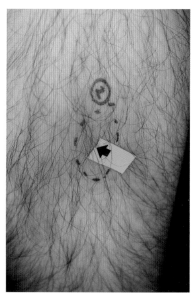

図 12. 多発血管炎性肉芽腫症
左下腿伸側の拡大像. 不整な硬結を
触れる部位より皮膚生検を施行.

見がみられた. 内分泌代謝内科にコンサルトしプロピルチオウラシルの内服を中止した. プレドニゾロン 20 mg/day の全身投与にて症状は改善し, 退院した. 臨床経過と検査所見とを合わせ, プロピルチオウラシルによる薬剤関連好中球細胞質抗体(ANCA)関連血管炎と考えられた.

＜症例 3＞20 歳, 男性. 40℃を超える不明熱, 下肢の発赤・腫脹・疼痛, 膝関節痛, 頸部リンパ節腫大, 鼻腔粘膜肥厚, 肺野のすりガラス状陰影, 尿蛋白陽性などの多彩な症状にて総合診療科に入院中. 皮疹の精査目的で皮膚科を受診した. 下肢の浮腫があり, 膝には淡紅色の浸潤性丘疹, 硬結がみられた(図11). 左下腿の外側には板状硬結を触れ, 皮下脂肪織を十分に含めて皮膚生検を施行した(図12). 病理組織標本の弱拡大像は真皮と皮下の血管周囲性に密な炎症細胞浸潤がみられた(図13). 皮下の筋性小血管を中心に血管壁の著明なフィブリノイド壊死を認め, 血管周囲には密な組織球の浸潤と核塵, 核破砕物を伴っていた(図14). 肉芽腫性血管炎の病理像と判断した. 血清学的に PR3-ANCA が高値を示し, 臨床所見と合わせ総合的に多発血管炎性肉芽腫症と診断された.

ステロイドの全身投与とリツキシマブの併用にて加療され, 症状は改善した.

＜症例 4＞36 歳, 男性. 数か月から不明熱があり, 右陰嚢痛を主訴に泌尿器科を受診. 右精巣梗塞と診断され, 右高位精巣摘除術を施行された. 摘出標本の病理組織で精巣内から精巣上体内の筋性動脈にフィブリノイド壊死がみられた. 抗核抗体陰性, ANCA 陰性. 結節性多発動脈炎の可能性を疑われ, 皮膚科を紹介受診. 両側の大腿から下腿内側に圧痛を伴う浸潤を触れる皮下結節と淡い網状皮斑を認めた(図15, 16). 皮下結節から生検した標本では, 皮下の筋性小血管の周囲に密な炎症細胞浸潤を認めた(図17). 強拡大像では, 血管周囲と血管壁に組織球, 好中球, リンパ球主体の炎症細胞浸潤と核塵がみられた. 血管壁から内腔にかけてフィブリンの沈着がみられ, 内腔は狭小化していた(図18). エラスチカ・ワンギーソン(EVG)染色で罹患した血管には断裂した一層の内弾性板がみられ, 動脈炎と判定した. 検査所見, 臨床経過を合わせて結節性多発動脈炎と診断された.

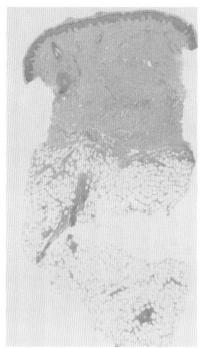

図 13. 多発血管炎性肉芽腫症
生検標本の弱拡大像. 真皮全層性および皮下脂肪
織の血管周囲性に密な炎症細胞浸潤がみられる.
真皮の間質には線維化を伴う.

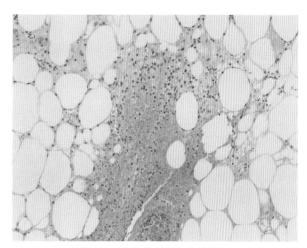

図 14. 多発血管炎性肉芽腫症
皮下脂肪織の強拡大像. 筋性小血管はフィブリノイ
ド壊死に至り, 組織球主体の炎症細胞浸潤がみられ
る. 周囲に核塵や脂肪壊死も伴う. 肉芽腫性血管炎
の病理像と判断する.

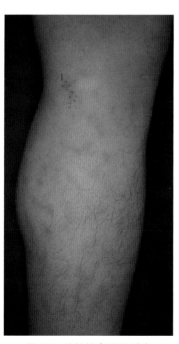

図 15. 結節性多発動脈炎
下腿内側の広範囲に淡い分枝状皮斑を認める. 下
腿近位部の内側に索状の皮下硬結を触れ, 2か所
から皮膚生検を施行された.

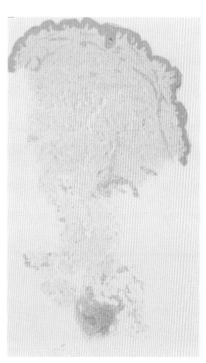

図 16. 結節性多発動脈炎
生検標本の弱拡大像. 表皮および真皮の異常所見
は目立たない. 皮下の筋性血管およびその周囲に
密な炎症細胞浸潤がみられる.

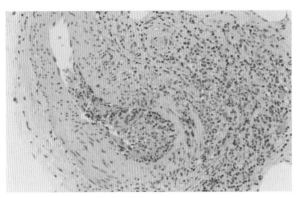

図 17. 結節性多発動脈炎

生検標本の強拡大像. 皮下の筋性血管の壁と周囲に組織球, 好中球, リンパ球主体の密な炎症細胞浸潤と核塵がみられた. 血管壁から内腔にかけて好酸性のフィブリンの沈着がみられ, 内腔は狭小化している. 炎症を起こした筋性血管の走行に沿って, 臨床的に索状の皮下硬結が触れるものと考えられる.

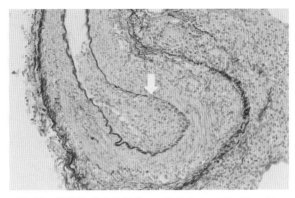

図 18. 結節性多発動脈炎. エラスチカ・ワンギーソン (EVG)染色

罹患血管には一層の内弾性板とその断裂像がみられ (黄矢印), 皮下脂肪織の筋性動脈の炎症と判定できた.

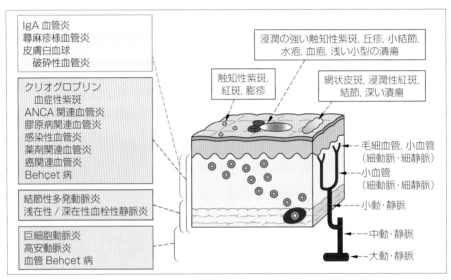

図 19. 血管炎の皮膚症状と罹患血管レベルの対応

（文献 1 より転載, 改変）

解 説

1. 皮膚血管炎の皮膚症状の特徴[1)2)]

皮膚血管炎の臨床所見は, 丘疹, 結節, 網状皮斑, 皮膚壊死, 潰瘍, 紫斑, 水疱, 血疱など多彩である. それら皮疹の違いは主に罹患する血管のサイズと深さの差により規定される. 皮疹と対応する罹患血管レベルについての図を示す（図 19）. 視診・触診にて皮疹の性状を丹念に観察し, 皮疹と対応する罹患血管のサイズと深さを推定しなが

ら精査を進めることは皮膚科医にとっての基本となる.

毛細血管および真皮上層の真皮小血管（細動脈, 細静脈）レベルの血管炎では, 対応する皮疹は小型となり, 触知性紫斑（palpable purpura）, 小紅斑, 浮腫, 膨疹などを生じる. 触知性紫斑, 浮腫は真皮血管周囲への炎症細胞の浸潤や血漿成分（および赤血球）の血管外漏出を反映する所見と考えられる. 触知できない点状紫斑を認めた場合は, 血小板減少性紫斑などの非炎症性疾患を優先

的に考慮すべきである．このレベルの血管炎をきたす疾患としては，IgA 血管炎（症例 1），蕁麻疹様血管炎，皮膚白血球破砕性血管炎などが代表的である．

真皮の上層から下層にかけての真皮小血管（細動脈，細静脈）が広く障害される血管炎においては，皮膚症状も多彩となる．一例として，浸潤の強い触知性紫斑，丘疹，小結節，水疱・血疱，小型の潰瘍などが混在する．真皮全層性の炎症所見を反映し，皮疹の浸潤は強くなり丘疹を形成することもある．血漿成分の漏出が上層で起これば水疱を形成することがあり，そこに赤血球を混じると血疱となる．このレベルの血管炎に対応する疾患は幅広く，クリオグロブリン血管炎，膠原病関連血管炎，感染性血管炎，薬剤関連血管炎（症例 2），ANCA 関連血管炎（症例 2, 3），癌関連血管炎，ベーチェット病などが代表的である．鑑別は多岐にわたるため，病理組織所見のみでの確定診断は困難である．身体所見，臨床経過，その他の検査所見などを加味して総合的に判断する必要がある．

真皮下層および皮下脂肪織の筋性小動脈の血管炎では，網状皮斑，浸潤性紅斑，結節，深い潰瘍などがみられる．動脈が閉塞または狭小化し，末梢循環障害の代償性変化として網状皮斑や分枝状皮斑が観察されることがある．血管自体の血栓や血管壁の肥厚を反映し，皮下に浸潤性の結節や索状硬結を触れることがある．また，罹患した血管の支配領域の皮膚の虚血を生じ，皮膚壊死や深い潰瘍を生じ得る．このタイプの疾患としては，結節性多発動脈炎（症例 4）および皮膚動脈炎が代表的である．

皮膚血管炎の病理組織学的診断基準

原則は，「血管壁を中心とした炎症細胞浸潤」と「血管壁の破壊像」を確認することである．血管壁の破壊は，壊死性血管炎と呼ばれる血管壁のフィブリノイド壊死の所見が基本となる．血管壁および周囲に浸潤する炎症細胞はリンパ球，好中球，好酸球，組織球など多彩であるが，多くは好中球

性血管炎であり多数の核塵を伴うため，白血球破砕性血管炎（leukocytoclastic vasculitis：LCV）と呼ばれる[1)3)]．

罹患血管のサイズにより，病理組織学的に血管炎と判断すべき所見は異なる．毛細血管や真皮小血管の血管炎は，血管周囲性炎症細胞浸潤の存在と血管壁のフィブリノイド壊死の存在で診断される．病理診断の手がかりとして，血管周囲の好中球を含む炎症細胞浸潤，核塵の存在，赤血球の血管外漏出の所見が重要である（図 4, 9）．毛細血管レベルではフィブリノイド壊死の所見の確認が難しく，通常は LCV の所見で代用する[1)3)]．

真皮下層および皮下脂肪織にある筋性血管の血管炎は，血管周囲および血管壁の炎症細胞浸潤の存在が基本となる（図 14, 17）．炎症細胞浸潤の目立たない瘢痕期の動脈炎の診断には，エラスチカ・ワンギーソン（EVG）染色で血管の内弾性板破壊像を確認することが必要となる[4)]．

頻度は低いが，好中球浸潤が目立たない血管炎もある．リンパ球性血管炎はベーチェット病，膠原病関連，薬剤関連血管炎などで生じ得る．好酸球性血管炎は好酸球性多発血管炎性肉芽腫症，癌関連血管炎，膠原病などで生じ得る．組織球浸潤が主体の肉芽腫性血管炎は，多発血管炎性肉芽腫症（症例 3），好酸球性多発血管炎性肉芽腫症，サルコイドーシス，造血器腫瘍関連，膠原病関連，薬剤関連血管炎，Bazin 硬結性紅斑などで生じ得る[5)]．

結　語

本稿では皮膚血管炎を例に，臨床所見と病理組織学的所見についての基本的な捉え方，考え方についてまとめた．皮膚血管炎の診断の際には問診による病歴聴取，身体所見の把握，血液検査や尿検査を含む各種検査所見を合わせた総合的な評価が必要である．紙面の関係上すべてに触れることは困難であるため，診断の手順については成書や血管炎・血管障害診療ガイドライン[2)]を参考にされたい．

引用文献

1) 川名誠司ほか：第5章 皮膚血管炎へのアプロー
  チ．皮膚血管炎，医学書院，pp.51-78，2013.
2) 古川福実ほか：血管炎・血管障害診療ガイドライ
  ン2016年改訂版．日皮会誌，**127**：299-415，2017.
3) 川上民裕：【血管炎診療の最前線と病態解明への
  手がかり】病理組織からみた血管炎．炎症と免疫，
  29：31-36，2020.
4) 川名誠司ほか：第6章 皮膚血管炎の病理診断．
  皮膚血管炎，医学書院，pp.79-97，2013.
5) 川名誠司ほか：第3章 皮膚血管炎の概念，分類
  および特徴．皮膚血管炎，医学書院，pp.15-26，
  2013.

MB Derma, **350** : 45-50, 2024.

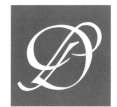

◆特集／皮疹が伝えるメッセージ

アトピー性皮膚炎の皮疹が示す病勢と徴候

峠岡理沙*

Key words：アトピー性皮膚炎(atopic dermatitis)，病勢(disease state)，急性病変(acute lesion)，慢性病変(chronic lesion)

Abstract アトピー性皮膚炎の病勢を確認するバイオマーカーには血清中の TARC 値や SCCA2 値があるが，個々の部位の病勢は，皮疹をみて判断する必要がある．アトピー性皮膚炎の急性病変は紅斑と浸潤，湿潤性の程度，慢性病変は皮膚の肥厚の程度で病勢を判断し，搔破痕の程度は痒み・搔破行動の参考にする．また眉毛外側部が疎毛になっているヘルトーゲ(Hertoghe)徴候や，下眼瞼にシワを形成している所見であるデニー・モルガン(Dennie-Morgan)徴候は，搔破を反復して生じるため，眼囲を搔いたり叩いたりしている可能性があり，眼合併症に注意する．また長期存続するアトピー性皮膚炎では，頸部のさざ波様色素沈着や，下腿・前腕などのアミロイド苔癬を認める場合があることや，アトピー性皮膚炎が軽快し寛解するときに掌蹠に痒みの強い小水疱が多発する場合があることも念頭に置いておくと，診療に役立つと思われる．

はじめに

アトピー性皮膚炎は，増悪と寛解を繰り返す瘙痒のある湿疹を主病変とする慢性炎症性皮膚疾患である．その病態形成には，表皮細胞やリンパ球などから生成されるメディエーターが深く関与している．近年，中等症以上のアトピー性皮膚炎患者には，これらのメディエーターの作用を阻害する新規の注射薬・内服薬が使用され，アトピー性皮膚炎の治療が大きく進歩している．アトピー性皮膚炎の病勢を確認するバイオマーカーには血清中の TARC 値や SCCA2 値があるが，個々の部位の病勢は，皮疹をみて判断する必要がある．本稿では，アトピー性皮膚炎の皮疹が示す病勢や徴候について概説する．

急性病変

アトピー性皮膚炎患者の皮疹は，急性病変と慢性病変に分けられる．急性病変とは初発時，または慢性期の急性悪化のときに生じる皮疹である[1]．初めに紅斑と浸潤，丘疹が出現し(**図1**)，表皮内に小水疱を含む場合，湿潤性紅斑，漿液性丘疹になり(**図2**)，それらの悪化または搔破によって滲出液が出て，痂皮となる(**図3**)．したがって，紅斑と浸潤，湿潤性の程度が，急性病変の病勢を評価しやすいと考えられる．治療により，まず紅斑や湿潤性に改善傾向を認めることが多く，それらの程度をみて治療効果を判断する．そして，触診にて浸潤が残る状態はまだ炎症が残っているため，浸潤がしっかり消退するまで治療を行うことが大切である．

* Risa MINEOKA，〒602-8566 京都市上京区河原町通広小路上る梶井町465 京都府立医科大学大学院医学研究科皮膚科学教室，講師

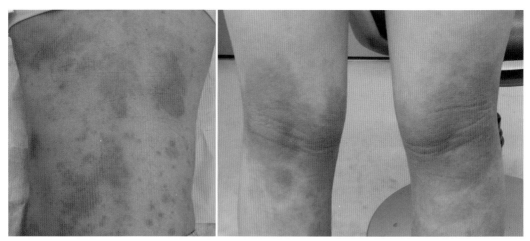

図 1. アトピー性皮膚炎の成人例の急性病変
浸潤を伴う紅斑, 丘疹を認める.

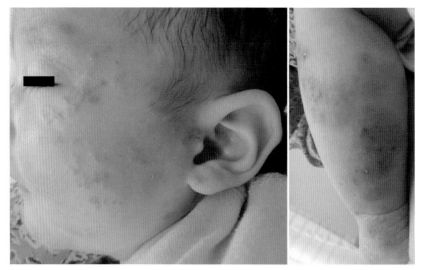

図 2. アトピー性皮膚炎の乳児例の急性病変
湿潤性紅斑, 漿液性丘疹を認める.

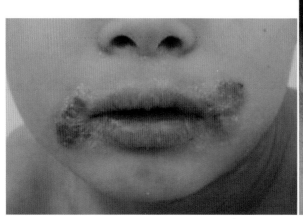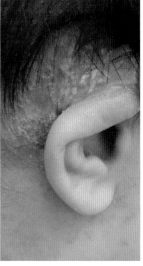

図 3. アトピー性皮膚炎の小児例の急性病変
痂皮と鱗屑を伴う紅斑局面を認める.

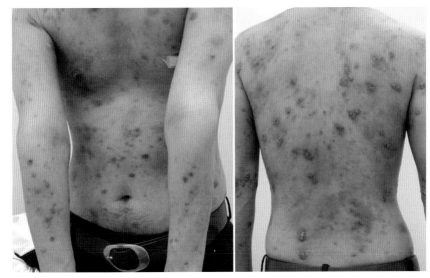

図 4. アトピー性皮膚炎の成人例の慢性病変
苦癬化や痒疹結節が多発している.

慢性病変

慢性病変とは主に掻破などの機械的刺激により
皮膚が肥厚し,苦癬化病変や痒疹結節を形成した
皮疹である[1](図4).また長期的炎症が続くと,色
素沈着が強くなる(図5).皮膚の肥厚の程度は,
湿疹病変や掻破などの刺激が長期間繰り返された
ことを示しており,その程度により慢性病変の病
勢を判断する.慢性病変は,急性病変より軽快す
るまでに時間がかかるが,皮膚の硬さが消退する
まで,治療を継続する必要がある.

湿疹病変が長期間存在した部位や,外的刺激を
受けやすい部位においては,臨床的に皮疹が軽快
し抗炎症外用薬の使用を中止すると,早期に同部
位に皮疹が再燃することを経験する[2].アトピー
性皮膚炎患者の臨床的に湿疹を認めない皮膚に
は,健常人の皮膚に比較して約2倍のT細胞が浸
潤していること[3],またTh1,Th2,Th22サイト
カインの発現が上昇していることが報告されてお
り[3],湿疹が軽快しても,潜在的に炎症が残存し
ており,湿疹が再燃しやすい可能性が考えられ
る.再燃しやすい部位は湿疹が軽快したあとも抗
炎症外用薬を定期的に(週2回など)塗布し,寛解
状態を維持するプロアクティブ療法が有用である.

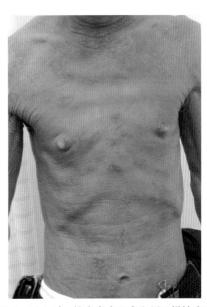

図 5. アトピー性皮膚炎の成人例の慢性病変
苦癬化と色素沈着を認める.

掻破痕

掻破痕の程度は,痒み・掻破行動の病勢の参考
にする.紅斑などの病変が乏しく,掻破痕が主な
病変の場合(図6),アトピー性皮膚炎の悪化以外
に,内臓疾患や薬剤過敏症,疥癬などの強い痒みを
引き起こす疾患との鑑別や,ストレスなどの悪化
因子について検討する.また慢性蕁麻疹を合併し
ている場合に,診察時には明らかな膨疹がなくて

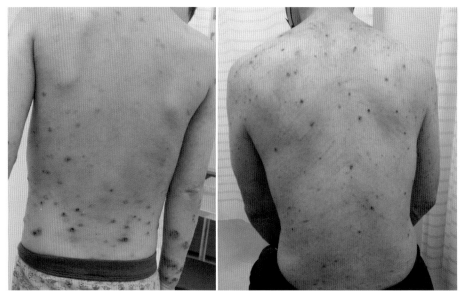

図 6. アトピー性皮膚炎の小児・成人例の掻破痕
掻破に伴うびらんが多発している.

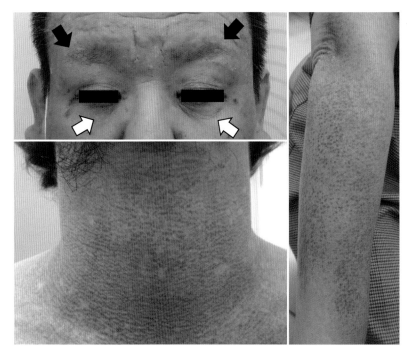

$$\frac{a}{b} \bigg| c$$

図 7.
重症アトピー性皮膚炎の成人例
a：ヘルトーゲ(Hertoghe)徴候(黒矢印)と
　デニー・モルガン(Dennie-Morgan)徴候
　(白矢印)を認める.
b：頸部のさざ波様色素沈着を認める.
c：丘疹が多発し,アミロイド苔癬を認め
　る.

も掻破痕が主な病変になることがあるため,患者
に問診にて膨疹の出現があるかどうかを確認する.

重症度が高い徴候

　重症アトピー性皮膚炎患者では,痒みが強く,
掻破を反復するため,眉毛が擦り切れて,眉毛外
側部が疎毛になっているヘルトーゲ(Hertoghe)
徴候や,下眼瞼にシワを形成している所見である
デニー・モルガン(Dennie-Morgan)徴候を伴うこ
とがある(**図 7-a**)[4)5)].眼囲を掻いたり叩いたりす
ることで白内障,網膜裂孔,網膜剥離などを生じ
ることがあるため,このような徴候を認める患者
には眼合併症に注意する必要がある.
　アトピー性皮膚炎の成人例では,頸部に皮膚萎

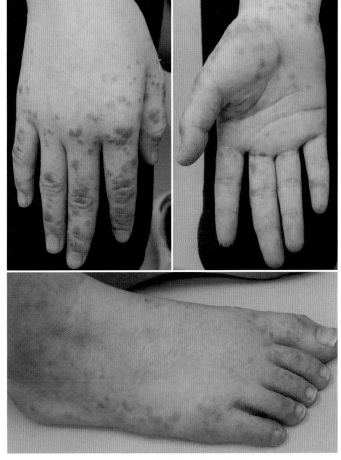

図 8. アトピー性皮膚炎の成人例
外用治療による軽快時に掌蹠に小水疱が多発して出現した.

縮,色素脱失,毛細血管拡張を伴う,あるいは伴わない網状色素沈着が認められることがあり,頸部のさざ波様色素沈着(ポイキロデルマ様皮膚変化,dirty neck)と呼ばれている(図7-b).慢性炎症の持続と創傷治癒過程の遅延に起因することが報告されている[6].

また下腿前面・前腕伸側などにアミロイド苔癬を認めることがある(図7-c).アミロイド苔癬は,表皮角化細胞由来の蛋白質が変性して真皮乳頭部に沈着している.長期に湿疹病変が存続した結果生じると考えられている.

寛解時に認める掌蹠の小水疱

アトピー性皮膚炎の治療中に,湿疹病変が軽快し寛解するときに掌蹠に痒みの強い小水疱が多発し,汗疱様皮疹が生じることがある(図8).発症機序はまだ明らかではない.外用治療によりアトピー性皮膚炎の湿疹病変が軽快してきている時期に発症するため,患者がアトピー性皮膚炎の再燃やステロイド外用薬の副作用などと不安に感じないように,患者に寛解時にみられる症状であることを説明することが大切である[7].

おわりに

筆者の経験により,アトピー性皮膚炎の皮疹と病勢について概説した.アトピー性皮膚炎の急性病変は紅斑と浸潤,湿潤性の程度,慢性病変は皮膚の肥厚の程度で評価し,掻破痕の程度は痒み・掻破行動の参考にする.また重症や長期存続するアトピー性皮膚炎にみられる徴候や軽快時に生じる掌蹠の小水疱も念頭に置いておくと,診療に役立つと思われる.

文　献

1) 佐伯秀久ほか：アトピー性皮膚炎診療ガイドライン 2021. 日皮会誌, **131**：2691-2777, 2021.
2) 峠岡理沙ほか：重症アトピー性皮膚炎の特徴. 臨床免疫・アレルギー科, **72**：609-615, 2019.
3) Suárez-Fariñas M, et al：Nonlesional atopic dermatitis skin is characterized by broad terminal differentiation defects and variable immune abnormalities. *J Allergy Clin Immunol*, **127**：954-964, 2011.
4) 峠岡理沙ほか：アトピー性眼瞼炎の治療と対策. アレルギー・免疫, **25**：918-923, 2018.
5) 峠岡理沙：アトピー性眼瞼炎のスキンケア. アレルギー, **71**：920-924, 2022.
6) Mukai H, et al：Poikiloderma-like lesions on the neck in atopic dermatitis：a histopathological study. *J Dermatol*, **17**：85-91, 1990.
7) 峠岡理沙：【アレルギーマーチ UP-TO-DATE】これがアトピー性皮膚炎の治りかけに出る皮疹だ！皮膚アレルギーフロンティア, **15**(3)：169, 2017.

MB Derma, **350**：51-59, 2024.

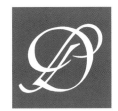

◆特集／皮疹が伝えるメッセージ
痒みと皮疹

古橋卓也*

Key words：痒み(itch, pruritus), 皮疹(skin lesion, eruption, rush)

Abstract 皮疹からの情報を読み取り分析する職人皮膚科医にとっては，皮疹からの痒みの有無，その程度を読み取るというのは面白いテーマだろう．痒みが強い疾患とそうではない疾患を分類し，代表的な皮疹の臨床写真から痒みをテーマに疾患の特徴をまとめた．皮疹をみて痒みの強さを推測することが皮膚科医にとってどれほど必須のスキルかはわからないが，皮疹と痒みの科学的な分析が未成熟な現代においては，それらを論理的に学習することはできない．泥臭く毎日臨床のなかで患者と一緒に痒みと戦いながら，日々鍛錬するしかないと思うが，鍛錬により積み上げられた職人の感性が機械の技術を超えることがあるように，我々皮膚科医が積み上げてきた職人芸はきっと，新規薬剤が数多く登場する現代においても多くの患者の役に立つと信じている．

はじめに

　皮疹の写真をアプリのAIが解析し，適切な病名と治療を教えてくれる時代はもしかするとそう遠くないのかもしれないが，少なくとも現在において，皮疹からの情報を読み取り分析する職人皮膚科医にとっては，皮疹からの痒みの有無，その程度を読み取るというのは面白いテーマだと思う．そのスキルがレベルアップすれば，皮膚疾患の治療に対する抵抗性の対策につながり，痒みを含めた疾病負荷を軽減できるかもしれない．また，痒みの強い疾患とそうでない疾患の鑑別にも大いに役に立つであろうし，疾患の理解も深まるだろう．例えば痒みの強い乾癬患者では一段階治療が難しくなるし，アトピー性皮膚炎の皮疹にまぎれるマラセチア毛包炎は，湿疹よりも痒みが少なく，患者指導の際にポイントになる．これから皮膚科学を修練していく若い皮膚科の先生方にとって少しでもヒントになればと思い書くが，主観的な内容になることをお許しいただき，各々で

感覚をつかんでいって頂けると有難い．

痒み概論

　痒みは中枢性・末梢性に分けるが，今回のテーマは現場の皮疹を取り扱うため，末梢性に限定して考える．末梢性の痒みは，ヒスタミンを代表する痒みのメディエーター(仲介するもの)が痒みを引き起こす．最近では，非ヒスタミン性であるIL-31[1]，ペリオスチン[2]など，その他40種類程が報告されている．それに対しモジュレーター[3](調節するもの)はメディエーターの痒みを増強し，IL-4, 13, 33, オンコスタチンなどのサイトカイン，表皮内神経線維の稠密化，神経原性炎症がいわれている．痒みのある皮疹はこれらのメカニズムが様々な割合で生じていると考えられるが，新規薬剤が次々と登場することにより，主にどのメカニズムによって生じているかが明らかになっていくことは，臨床医として非常に興味深い．

痒みが強い疾患とそうではない疾患

　痒みをテーマにして皮膚疾患を整理して考えるために，様々な意見があることを承知の上でその

* Takuya FURUHASHI, 〒486-8510 春日井市鷹来町1-1-1 春日井市民病院皮膚科，主任部長

表 1. 痒みが強い疾患とそうではない疾患

痒みが強い	外敵に対する反応		疥癬(図 1) 虫刺症 接触皮膚炎(図 2) アトピー性皮膚炎(図 3) 皮脂欠乏性湿疹(図 4) 光線過敏症(図 23)
		場合による	多形滲出性紅斑(図 19, 20) 白癬
		痛みを伴う	固定薬疹(図 21)
	疾患自体の痒み		蕁麻疹(図 12) 痒疹(図 13〜15) 丘疹紅皮症(太藤)(図 11) 水疱性類天疱瘡(図 16) 慢性光線性皮膚炎(図 5) 多形日光疹 シェーグレン症候群の紅斑(図 17) 成人 Still 病の紅斑(図 18)
		痛みを伴う	凍瘡(図 22)
痒みがほぼない			乾癬(図 24) 類乾癬(図 25) ジベルばら色粃糠疹(図 26) 毛孔性紅色粃糠疹 掌蹠膿疱症 スイート病 結節性紅斑 扁平苔癬 血管炎症候群(図 28) 天疱瘡(図 29) 皮膚感染症(図 30) 肉芽腫性疾患(図 31) 酒皶

傾向を(**表 1**)としてまとめた。痒みが強い疾患群は,接触皮膚炎や疥癬のような外敵に対する防御反応としての痒みと,水疱性類天疱瘡のような疾患自体による痒みに分けられる。また,痒みがある場合とない場合が存在する白癬,多形滲出性紅斑,痒みだけではなく痛みを伴う固定薬疹,凍瘡などに分けた。そして,痒みが強くない疾患群を理解しておくことも皮膚科医にとっては重要なことである。例えば診断が難しい類乾癬では,経過観察のなかで痒みが少ないことが診断の大きなヒントになり得るし,痒みで困っているわけではない疾患では,患者と治療のゴールを考える際にも重要な判断材料となる。

痒みが強い皮疹

おそらく最も痒みの強い疾患は疥癬(**図 1**)で,均等に広がるプツプツとした小丘疹,陰嚢・腋窩の結節,角化型になるとガサガサとした鱗屑が付着する。掌蹠で見つけられることが多い疥癬トンネル部で痒みが強いが,ヒゼンダニに対するアレルギー反応として生じる小丘疹も同じように痒みが強い。接触皮膚炎(**図 2**),アトピー性皮膚炎(**図 3**),皮脂欠乏性湿疹(**図 4**)や慢性光線性皮膚炎(**図 5**)で生じる湿疹では,湿疹三角として表現される多様な点状状態の皮疹が生じてくる。そのなかでも丘疹,小水疱(**図 6**),小膿疱(**図 7**),赤みの強い浮腫性紅斑(**図 8**)は痒みが強い皮疹である。また掻破した線状に痂皮などを残す掻破痕も痒みが強い

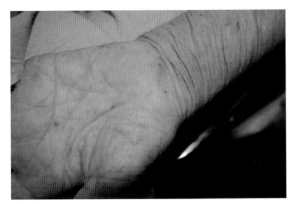

図 1. 疥癬

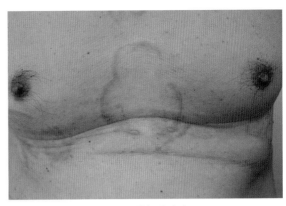

図 2. 接触皮膚炎

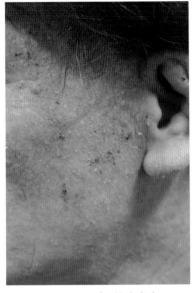

図 3. アトピー性皮膚炎

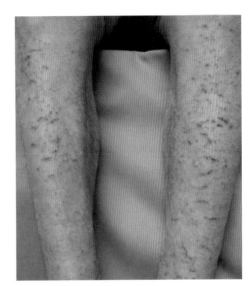

図 4. 皮脂欠乏性湿疹

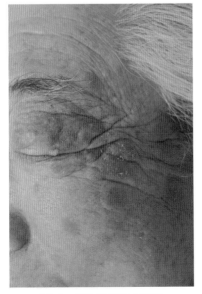

図 5. 慢性光線性皮膚炎

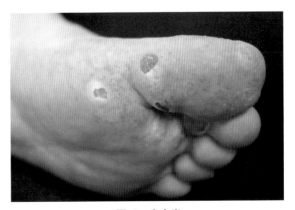

図 6. 小水疱

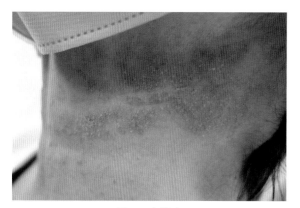

図 7. 小膿疱

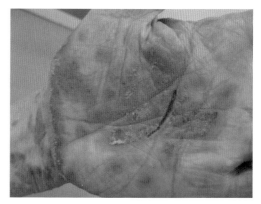

図 8. 浮腫性紅斑

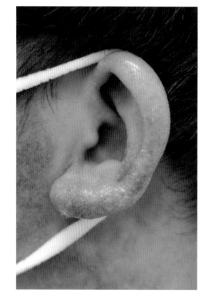

図 9. 滲出液

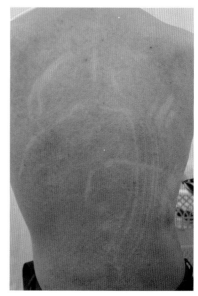

図 10. 白色描記症

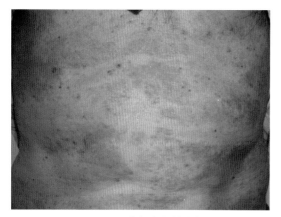

図 11. 丘疹紅皮症(太藤)

1つの証拠となるが,搔破により出現する滲出液
(図9)や,アトピー性皮膚炎の特徴とされる白色
描記症(図10)は,湿疹の紅斑の中に搔破痕が一時
的に白色に変化することであり,痒みが強い徴候

である.湿疹反応が色素沈着となり,シワがみえ
るようになれば痒みが治まってきたサインであ
る.丘疹紅皮症(太藤)(図11)では,腹部のdeck
chair signと呼ばれるシワを避けたところに皮疹
が生じるが,痒みが強く治療に難渋する皮膚疾患
の代表である.蕁麻疹(図12)ではメディエーター
のほとんどがヒスタミン単体であるため,膨疹が
生じれば痒いが,メカニズムは単純である.その
ため,抗ヒスタミン薬の内服や外用が非常に効果
的である.痒疹は名前のとおり,皮疹のすべてが
痒みを伴うと考えてよく,急性痒疹(図13),亜急
性痒疹,多形慢性痒疹(図14)において赤い丘疹は
痒みが強い.結節性痒疹ではその結節自体も痒み
があるが,痂皮が多くついていると痒みが強いと
判断する.色素性痒疹(図15)では急性期には痒み

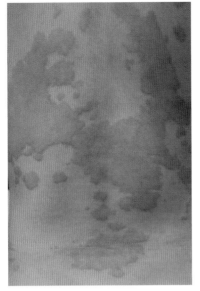

図 12. 蕁麻疹

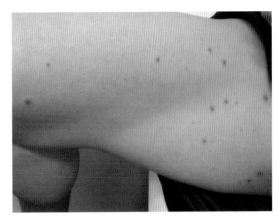

図 13. 急性痒疹

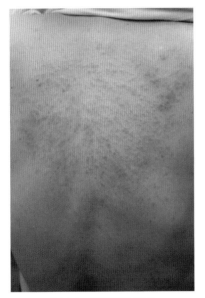

図 14. 多形慢性痒疹

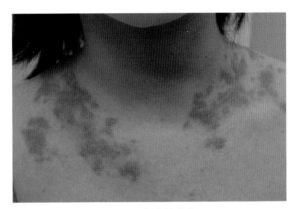

図 15. 色素性痒疹

の強い皮疹が生じるが, 教科書でよくみる色素沈着の状態ではさほど強くない. 水疱性類天疱瘡（図 16）では水疱より浮腫性紅斑が広範囲にあると痒みが強く, 掻破によりニコルスキー現象で水疱が新生する. シェーグレン症候群の蕁麻疹様紅斑（図 17）や成人 Still 病の scratch dermatitis（図 18）と呼ばれる紅斑では痒みが強い. シイタケ皮膚炎でも膨疹と紅斑の両方の要素が含まれたような浮腫性紅斑が生じ痒みが非常に強い. 多形日光疹では様々な皮疹形態をとるが, どれも痒みが強いこ

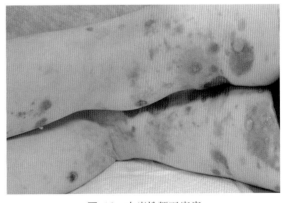

図 16. 水疱性類天疱瘡

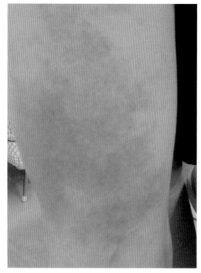

図 17. 蕁麻疹様紅斑

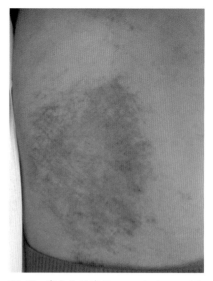

図 18. 成人Still病の scratch dermatitis

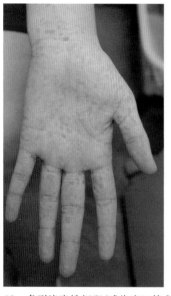

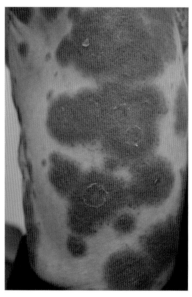

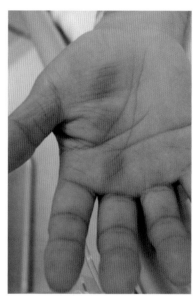

図 19. 多形滲出性紅斑(感染症に伴う)　図 20. 多形滲出性紅斑(薬疹)　　図 21. 固定薬疹

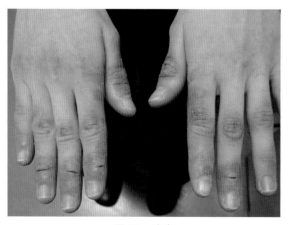

図 22. 凍瘡

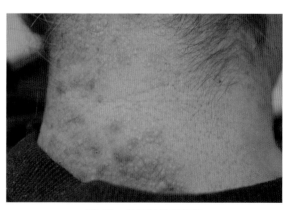

図 23. 光線過敏型薬疹

図 24. 乾癬

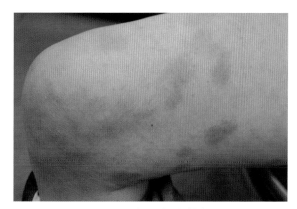

図 25. 小局面型類乾癬

とが多い．白癬では約10%が痒みを伴うが，痒くない場合も多く，免疫が真菌を排除しようとして紅斑，小水疱が生じると痒みが強くなると考えられる．多形滲出性紅斑ではウイルスなどの感染症に伴う場合は痒みが少ない（図19）が，薬疹（図20）では痒みが強い場合が多い．固定薬疹（図21）では強い反応に伴い，手足ではひりひりとした痛みを伴うことも多い．凍瘡（図22）は痛痒さが特徴である．光線過敏症も臨床のなかで多く経験するが，前述した慢性光線性皮膚炎が紫外線だけによる露光部の皮疹であることに対して，降圧薬，利尿薬，抗生剤，葉緑素や下剤などの薬剤と紫外線が反応し，露光部に皮疹を生じる薬剤性光線過敏症，光線過敏型薬疹（図23）も痒みが強く，適切に対応をしないといけない疾患である．

痒い皮疹の病理組織学的特徴

　皮膚生検をすればすべてがわかるわけではないが，痒みを想像する際に病理学的な知識は不可欠である．例えば，多くの炎症細胞が存在することで形成される丘疹は炎症が強いため痒みが生じやすく，湿疹反応の所見である表皮の海綿状態が強くなると漿液性丘疹，小水疱が形成される．リンパ球などの炎症細胞や肥満細胞による真皮内浮腫は浮腫性紅斑，膨疹を形成する．水疱内，真皮内

に好酸球が散在する水疱性類天疱瘡や薬疹では痒みが強いことが多い．このように，病理組織学的所見とリンクさせて痒みの強さを推測することも必要である．

痒みがほぼない疾患

　痒みが全くないわけではないが，皮疹の印象のわりに痒みが少ない疾患の代表を挙げておく．典型的な乾癬（図24）の皮疹であれば，病理所見からも診断することが可能であるが，痒みが少ない点は診断のヒントとなることも多い．痒みが強い乾癬患者では，ケブネル現象により治療抵抗性が高くなる．類乾癬では，局面状類乾癬（図25）でも苔癬状粃糠疹でも痒みが少ないことが特徴であり，ジベルばら色粃糠疹（図26）でも皮疹のわりに痒みが少ないため，診断をしたあとはじっくりと治療，経過観察がしやすい．ただし，皮膚T細胞リンパ腫の菌状息肉症で特に Stage Ⅲ（図27）のような紅斑が強い症例では，痒みが強い場合もあり，個々に対応が必要となる．IgA血管炎（図28）などの血管炎症候群ではほとんど痒みを訴えないことは，下腿で他の鑑別疾患と区別する際に有用である．痒みが強い水疱性類天疱瘡に対して，尋常性天疱瘡，落葉状天疱瘡（図29）ではびらんが痂皮化し治りかけに痒みを生じる程度である．皮膚感

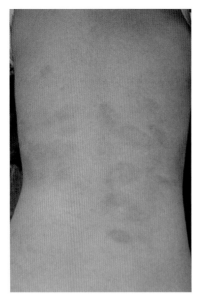

図 26. ジベルばら色粃糠疹

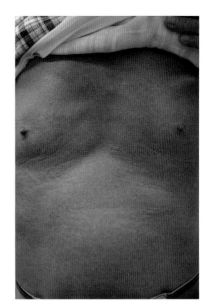

図 27. 菌状息肉症

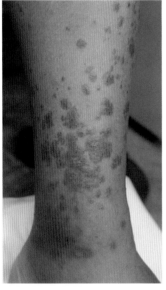

図 28. IgA 血管炎

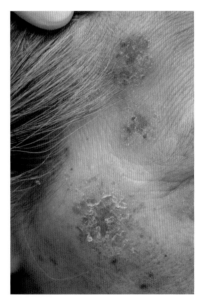

図 29. 落葉状天疱瘡

染症では痒みはないか軽度であり，真菌感染であるマラセチア毛包炎(図30)では軽度の痒みがある程度である．肉芽腫性疾患代表のサルコイドーシス(図31)では痒みは伴わない．酒皶で痒みを伴う場合は，接触皮膚炎の合併を最後まで疑う必要があり，基本的に痒みはほとんどない．

そもそも患者に聞けばよいのでは？

Numerical Rating Scale(NRS)や Visual Analogue Scale(VAS)などにより，痒みの程度は患者

本人に聞けばよいのでは？という声が聞こえてきそうである．もちろん診察時には痒みの程度を本人に質問するのだが，痒みスコアが患者によって感覚に差がある主観的評価であることや，意思疎通のできない患者の皮疹を評価する必要があることなどから，皮疹を扱うプロフェッショナルの皮膚科医としては，問診で聞く痒みは確認作業と考え，日々皮疹から痒みを推測するトレーニングをしていくことをおすすめする．そして例えば，アトピー性皮膚炎治療でのネモリズマブや JAK 阻

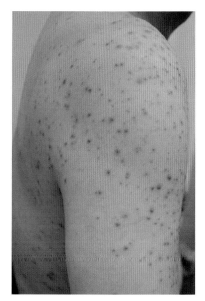

図 30. マラセチア毛包炎

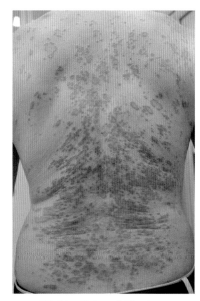

図 31. サルコイドーシス

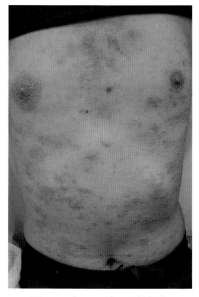

図 32. ネモリズマブ投与中

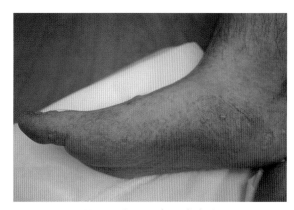

図 33. ネモリズマブ投与中

害薬投与中に経験するように，どうみても痒みの
強そうな皮疹が出現していても，患者本人が痒み
を感じない状況（**図 32, 33**）が薬剤によって生じる
ことがしばしば経験されるようになった．本人が
痒みを訴えないからといって安易に薬剤を中止し
てしまい，症状の再燃が患者を苦しめることのな
いようにしたい．状況を正しく理解し先を見るス
キルも我々には必要であり，皮疹から痒みを感じ
取るスキルは今後さらに必要になってくる可能性
があるだろう．

文　献

1) Orfali RL, et al：Blockage of the IL-31 Pathway
   as a Potential Target Therapy for Atopic Der-
   matitis. *Pharmaceutics*, **15**：577, 2023.
2) Masuoka M, et al：Periostin promotes chronic
   allergic inflammation in response to Th2 cyto-
   kines. *J Clin Invest*, **122**：2590-2600, 2012.
3) 冨永光俊：【痒みのサイエンス】末梢性痒みのメカ
   ニズム．*MB Derma*, **337**：1-13, 2023.

MB Derma, 350：60-66, 2024.

◆特集／皮疹が伝えるメッセージ

皮膚 T 細胞リンパ腫と皮疹
―菌状息肉症を中心に―

坂井田高志*

Key words：皮膚 T 細胞リンパ腫（cutaneous T cell lymphoma），菌状息肉症（mycosis fungoides），亜型（subtype），診断（diagnosis）

Abstract 皮膚 T 細胞リンパ腫のなかで菌状息肉症は最も頻度が高い疾患であり，日常診療で遭遇することがある．典型的な菌状息肉症の臨床像は進行とともに斑状病変，局面，腫瘤を形成していくことは有名だが，菌状息肉症はほかにも folliculotropic MF, pagetoid reticulosis, granulomatous slack skin などに代表される多様な臨床的，組織学的亜型を有する．菌状息肉症は多彩な臨床像を呈し，しばしば慢性湿疹，接触皮膚炎，アトピー性皮膚炎，乾癬などの炎症性皮膚疾患に類似するため，診断されずに経過フォローされていることがある．これらを見逃さずに診断するためには皮膚生検が不可欠ではあるが，まずは目の前の皮疹が菌状息肉症の可能性があるのかを疑えることが重要である．本稿では菌状息肉症が有する数ある亜型とその皮疹について紹介する．

はじめに

　原発性皮膚リンパ腫は，診断時に皮膚外病変がなく，皮膚に発生することを特徴とするリンパ腫のグループである．原発性皮膚リンパ腫には，主に皮膚 T 細胞リンパ腫と皮膚 B 細胞リンパ腫の 2 つのサブタイプが含まれる．皮膚 T 細胞リンパ腫は稀な疾患であり，その頻度は非常に低く，日常の診療においては見過ごされやすい傾向にある．皮膚 T 細胞リンパ腫にも複数のサブタイプがあり，それぞれが臨床的にも多様な特徴を示し，緩徐または進行性の経過をたどる．

　皮膚 T 細胞リンパ腫のなかで最も頻度が高いのは菌状息肉症である．菌状息肉症は，その indolent な（進行が緩徐な）特性から，しばしばほかの慢性皮膚疾患と混同されることがある．一方で，adult T-cell leukemia/lymphoma（ATLL）は，その予後の悪さで知られる．進行期の皮膚 T 細胞リンパ腫は，治療法が限られており，その治療にお

ける課題は大きい．

　これらの疾患は早期診断，早期マネジメントが大切になってくる．しかし，菌状息肉症をはじめとした皮膚 T 細胞リンパ腫や ATLL の皮膚症状は，しばしばほかの炎症性皮膚疾患と類似するため診断が難しいことがある．そのため，これらの疾患を疑う際には，それらがどのような皮疹を形成する可能性があるのかを理解することが重要である．本稿では，最も頻度が高く，日常診療で遭遇する可能性が高いであろう菌状息肉症の皮疹を中心に解説を行う．

菌状息肉症/セザリー症候群

1．概　論

　菌状息肉症（mycosis fungoides：以下，MF）は皮膚 T 細胞リンパ腫において，最も発症頻度の高い疾患である．T 細胞由来の腫瘍細胞が表皮内に浸潤することを特徴とする．MF は斑状病変（patch）から始まり，局面（plaque），結節/腫瘤（tumor）への進行を特徴とする古典的な"Alibert-Bazin"型が代表的である．基本的には indolent な

* Takashi SAKAIDA, 〒483-8704 江南市高屋町大松原 137　江南厚生病院皮膚科，医長

疾患であり，数年～数十年かけて進行することが多い．MF は一般的に高齢者(診断時年齢中央値；55～60 歳，男女比；1.6～2.0：1)に発症するが，小児および青年にも発症することがある[1]．

MF は臨床的，組織学的に亜型が存在しており，2018 年の皮膚リンパ腫の WHO-EORTC 分類では folliculotropic MF，pagetoid reticulosis，granulomatous slack skin が記載されている．Pagetoid reticulosis と granulomatous slack skin は非常に稀な亜型である．一方，folliculotropic MF は MF 全体の約 10% の頻度であるという報告もあり，MF のなかでは比較的頻度が高い[2]．ほかにも WHO-EORTC 分類には記載されていないが，bullous MF，hypopigmented MF，poikilodermatous MF，ichthyosiform MF，MF palmaris et plantaris，granulomatous MF，papular MF，pustular MF，solitary/unilesional MF，syringotropic MF，interstitial MF，verrucous MF といった様々な亜型が知られている(表 1)．

セザリー症候群は，皮膚 T 細胞リンパ腫で瘙痒感を伴う紅皮症(全身の 80% 以上)，全身性のリンパ節腫脹，そして皮膚，リンパ節，末梢血における核に切れ込みが入ったクローン性に増殖した腫瘍性 T 細胞リンパ球(セザリー細胞)の 3 徴候によって定義されている．組織学的所見は MF と類似するとされるが，腫瘍性の T 細胞リンパ球の表皮向性は乏しいことも多く，典型的なセザリー症候群の患者から採取された 1/3 の皮膚生検でも組織像は非特異的であったとされる[3]．そのため，セザリー症候群では末梢血病変の証明が有用になる．菌状息肉症/セザリー症候群について疑ったら，まずは皮膚生検と末梢血検査をしていくことが重要となる．

2．診断のポイント

菌状息肉症/セザリー症候群の初期の皮疹はステロイド外用により難治を示し，再発を繰り返す紅斑，斑状病変を呈することが多く，慢性的に経過をしていく．そのためアトピー性皮膚炎や慢性湿疹，尋常性乾癬といった炎症性疾患と臨床的に

表 1．MF の亜型

WHO-EORTC 分類に記載のある亜型
Folliculotropic mycosis fungoides
Pagetoid reticulosis
Granulomatous slack skin
WHO-EORTC 分類に記載のない亜型
Bullous MF
Hypopigmented MF
Poikilodermatous MF
Ichthyosiform MF
MF palmaris et plantaris
Granulomatous MF
Papular MF
Pustular MF
Solitary/Unilesional MF
Syringotropic MF
Interstitial MF
Verrucous MF

類似することが多く，診断されずに経過フォローをされていることも多い．実際に生検をしてみると，初期では腫瘍性の T 細胞リンパ球の表皮向性が軽微で，ポートリエ微小膿瘍などの特徴的な所見が認められず判断に迷うことも多々ある．また異型リンパ球と反応性の良性リンパ球の区別がつきづらいことも診断を難しくしている．MF の早期皮疹では好酸球浸潤を伴う症例も報告されており，さらにアトピー性皮膚炎などの病変との鑑別が困難になっている．経過をみながら，何度も生検を繰り返すことが大切である．

MF の初期の皮膚病変は，臀部などの日光の当たらない部位に好発する．腫瘍期の MF 患者では，しばしば潰瘍形成を伴う．腫瘤のみが存在し，それに先行または併発している斑状病変，またはプラークがない場合，別のタイプの皮膚 T 細胞リンパ腫を考慮すべきである[1]．

早期の MF を診断するポイントを Pimpinelli らは以下のように挙げている[4)5)]．

a）臨床所見

・斑状病変や局面が持続し，進行していること
・日光の当たらない部位に皮疹があること
・皮疹の大きさや形が均一でないこと

・Poikiloderma があること

  b）病理組織所見

・表在性のリンパ球浸潤があることに加え，海綿状変化を伴わない表皮向性とリンパ球異形成があること

  （※クローン性の T 細胞受容体遺伝子の再構成の証明）

  c）免疫組織学的所見

⑴ CD2，3，5 が T 細胞の 50％未満

⑵ CD7 が T 細胞の 10％未満

⑶ 表皮 T 細胞と真皮 T 細胞における CD2，3，5，または CD7 の発現の不一致

WHO-EORTC 分類に記載のある亜型

1．Folliculotropic mycosis fungoides

Folliculotropic mycosis fungoides（以下，FMF）は，腫瘍性の T 細胞リンパ球の毛包向性浸潤の存在を特徴とする MF の亜型である．MF の全症例の約 10％を占めるとされ[2]，WHO-EORTC 分類で記載されている亜型のなかでは最も頻度が高い．多くの場合，頭頸部に好発する．ほとんどの症例は毛包の粘液性変性を示し，MF-associated follicular mucinosis とされる．その後，毛包ムチン症を伴う FMF と伴わない FMF の臨床像および予後に差はないことが示され，ムチンの有無を問わず毛包に優先的に浸潤する症例を FMF と呼ぶべきであるとされた[1]．毛包性ムチン症を伴う症例，伴わない症例のいずれにおいても，腫瘍性浸潤が毛包，毛包周囲にといった深部に局在していることが最も重要な特徴であり，これにより skin directed therapy の効果を受けにくくなると考えられている．FMF は古典的な MF と比較して skin directed therapy の反応性が低いとされ，進行的な臨床経過をたどる症例があることから，積極的な治療が必要であるとされていた[6]．しかし，近年 FMF 患者にも低悪性度のサブグループがあることがわかり，その臨床経過は緩徐であり，予後は早期古典的 MF と同様であることが示唆されている[7]．

臨床的特徴として，FMF は男性の罹患率が女性よりも高く，主に成人に発現するが，ときに小児などの若年層に発症することがある[1]．患者は，毛包性丘疹，面皰・痤瘡様病変，浸潤性紅斑，硬結，腫瘤を呈する．これらの病変は頭頸部に好発し，毛髪または眉毛の脱毛を伴う病変を形成する．病変部は紅斑を伴い，激しい瘙痒感を呈することがある．しばしば二次的な細菌感染を認める．臨床経過としては頭頸部に浸潤性紅斑および腫瘍を有し，激しい瘙痒感，瘢痕性脱毛症を呈する予後不良の進行型 FMF と，体幹の毛包性丘疹，面皰，痤瘡様病変，浸潤の少ない斑状病変などを呈する瘙痒感が軽度な予後良好の early FMF に分けられている[8][9]．Hypopigmented MF を含む小児 MF において，FMF が観察されることがあるが，予後は良好とされる[10]．

FMF の病理組織学的な所見は，真皮の血管周囲，付属器周囲に腫瘍性 T 細胞が浸潤し，腫瘍性 T 細胞は毛包向性を示し，毛包上皮へと浸潤する．腫瘍性 T 細胞の表皮向性は乏しい[1]．ほとんどの症例は，アルシアンブルー染色で評価すると，毛包上皮の粘液性変性を示す．好酸球や形質細胞が混在していることが多い．腫瘍性 T 細胞は古典的 MF と同様に CD3＋，CD4＋，CD8－の表現型を有する．CD30 は多くの症例で陽性である．

FMF と診断するためには，生検検体中に毛包上皮が存在しなければならない．FMF の評価を目的とした生検では，切片に毛包上皮が存在していない場合，追加で深切り切片を作成してもらうことが大切である．

2．Pagetoid reticulosis

1939 年に Woringer と Kolopp によって報告され，表皮向性リンパ球が乳頭のパジェット病の表皮内腺癌細胞と類似していることから，のちに pagetoid reticulosis とされた[11]．WHO-EORTC 分類に記載されている MF の稀な亜型である．臨床像としては手足などの四肢遠位にみられる孤立性または限局性の緩徐に進行する鱗屑を伴った局面を呈し，予後は良好とされる．古典的 MF とは対

照的に，皮膚外病変や疾患に関連した死亡は報告されていない[1]．鑑別診断には，乾癬，Bowen 病，別の MF 亜型の MF palmaris et plantaris が挙がる．しかしながら，乾癬などの比較的 common な疾患と類似するため，しばしば誤診され，治療介入が遅れることもある．Pagetoid reticulosis の診断には疑わしい病変の生検，免疫組織学的評価が重要である．

病理組織学的に pagetoid reticulosis は，典型的には異型リンパ球が顕著に表皮内へ巣状に浸潤し，表皮は肥厚，過角化を呈する．表皮内に浸潤した腫瘍性のリンパ球は，中型または大型で，クロマチンが濃染した切れ込みを有した核を持ち，豊富な空胞化した細胞質を有し，ハロー状の外観を示す[1]．ほかの MF の亜型でみられることのある好酸球浸潤はなく，この所見は pagetoid reticulosis を MF palmaris et plantaris などのほかの MF の亜型との区別のために有用とされている[12]．

免疫組織学的染色では，pagetoid reticulosis は CD3 および CD4 を発現し，CD8 は陰性とされる．しかし，CD3＋/CD4－/CD8＋ および CD3＋/CD4－/CD8－ の症例も報告されており，これらの症例の予後に差はない[12]．CD30 は陽性になることが多く，Ki-67 増殖指数は高い[1][12]．Pagetoid reticulosis の腫瘍性 T 細胞は TCRα/β 陽性 T 細胞に由来するが，稀に TCRγ 陽性症例が報告されている[13]．

3．Granulomatous slack skin

Granulomatous slack skin（以下，GSS）は，MF の極めて稀な亜型であり，弛緩性皮膚の襞がゆっくりと生じ，組織学的にはクローン性 T 細胞を伴う肉芽腫性病変を特徴とする[14]．GSS は腋窩や鼠径部に好発し，初期には，皮膚に浸潤性の丘疹や斑状病変が現れ，病変が進行すると皮膚の弛緩がみられるようになる．弛緩した皮膚は大きな襞のようにみえる．GSS の患者は，ホジキンリンパ腫などのほかの血液悪性腫瘍の合併リスクが高い[15]．報告された症例の多くは男性で，一般的には良好な臨床経過をたどる[12]．

病理組織所見は完全に進展した病変では，異型リンパ球，マクロファージ，多数の多核巨細胞を含んだ緻密な肉芽腫性の病変が真皮にみられ，弾性線維の破壊・消失を伴う．異型リンパ球は表皮向性を伴うことがある．腫瘍性 T 細胞は CD3＋，CD4＋，CD8－ の表現型を有する[1]．

GSS は，WHO-EORTC 分類に記載のされていない MF 亜型である granulomatous MF（以下，GMF）との異同についてが議論される．GMF も MF の稀なサブタイプとされ，典型的な GMF は病理組織学的に，局所の表皮向性を伴う異型リンパ球と異型リンパ球が混じる肉芽腫反応を呈する．過去の報告では好酸球と多核巨細胞を伴う肉芽腫を間質，血管周囲に認め，肉芽腫は組織球に富み，少なくとも 25％以上は組織球で構成される[12]．GMF の臨床所見は古典型（Alibert-Bazin）MF と類似する．GSS は経過で，斑状病変や局面が襞のように垂れ下がってくるのが特徴で，臨床的に GMF と区別される．弾性線維の破壊・消失は GMF でも観察されるが，GSS 病変ではより広範囲であると報告されている[16]．

WHO-EORTC 分類に記載のない亜型

MF の臨床病理学的亜型としては，古典的 MF および 3 つの亜型のほかに bullous MF，hypopigmented MF，poikilodermatous MF，ichthyosiform MF，MF palmaris et plantaris など非常に多数の亜型が報告されている．これらの亜型は，臨床的および病理学的に特異な特徴を有するが，患者はしばしば，Alibert と Bazin によって記載された古典的 MF の臨床所見である斑状病変，局面，腫瘍も呈し，混合した臨床像を呈することが多い．これらの亜型は古典的（Alibert-Bazin）MF 群に含むとされる[17]．

古典的（Alibert-Bazin）MF は，緩徐な経過を示す進行性の疾患とされ，斑状病変，局面腫瘍の発生を特徴とする[1]．浸潤の強い局面および腫瘍は潰瘍化するケースがあり，疾患の進行に伴い紅皮症（体表面積の 80％以上が浸潤）を呈することも

ある．瘙痒症は最も頻度の高い症状であり，患者の80％にみられる[18]．なお，MFが進行，紅皮症化し，末梢血の異形リンパ球が増加することにより，セザリー症候群の定義を満たすことがある．このようにMFが先行し，セザリー症候群となったものは厳密的にはセザリー症候群と区別するべきとされ，"Sézary syndrome preceded by mycosis fungoides"，"secondary Sézary syndrome"などと呼ばれる[5]．

WHO-EORTC分類に記載のない亜型のなかでは，poikilodermatous MFの頻度が高く（10〜11％），次いで地域差はあるがhypopigmented MF（3〜19.6％）の頻度も高い[2)18)]．

いくつか代表的な亜型を下記に紹介する．

1．Bullous MF

この亜型は1887年にKaposiらにより最初に報告され，Garb and Wiseにより1943年にBullous MFと定義された[19]．小水疱性の病変を有するMFであり，斑状病変，局面，腫瘍形成を伴う場合と，伴わない場合のいずれもあるとされているが，通常は小水疱形成前に典型的な斑状病変，局面を呈することが多い．水疱は弛緩性または緊張性で，通常は多発性であり，典型的なMF病変のなかに生じることもあれば，病変のない皮膚に生じることもある．病理組織学的には，表皮向性を示す異型リンパ球を呈し，ポートリエ微小膿瘍を伴う表皮内あるいは表皮下水疱を認める．Xuらによると平均診断年齢は66歳で，男女比は同等とされる[20]．臨床的鑑別診断としては急性接触皮膚炎や尋常性天疱瘡，水疱性類天疱瘡などの水疱性疾患が挙げられる．

2．Hypopigmented MF

Hypopigmented（低色素性）MFは体幹，大腿，臀部，四肢の色素脱失を特徴とし，小児・若年患者に好発するとされているMF亜型である．小児MF患者69人のコホートでは，50人がhypopigmented MFと診断され，生検時の平均年齢は14歳であった[21]．1,502人の患者を対象としたアメリカの研究では，MF患者の3.4％がhypopigmented MFと診断されたと報告している[2]．一方，ブラジルの研究では，19.6％の頻度と報告されており[18]，地域による発症頻度に差がある可能性がある．白斑，癜風，アトピー性皮膚炎，炎症後の色素脱失などが臨床的に鑑別となる．

3．Poikilodermatous MF

Poikilodermatous MFは，色素沈着，色素脱失，皮膚萎縮および毛細血管拡張性を伴い，典型的には屈曲部および体幹に好発する．Poikilodermatous MFの診断を受けた49名の患者において，平均診断年齢は44歳で比較的若年の患者が多い．さらに，ほぼすべての患者において診断の10年前から皮疹が存在していたと報告されている[22]．病理組織学的検査では表皮の萎縮，真皮-表皮接合部の空胞変化，真皮上層に表皮向性を伴う異型リンパ球の帯状の浸潤がみられる[23]．限局性病変と汎発性病変を呈する2つのサブタイプがあるといわれており，汎発性病変を呈するサブタイプはしばしば紅皮症化するが，予後は良好とされている[24]．Poikilodermaは菌状息肉症のほかに皮膚筋炎，強皮症，萎縮性扁平苔癬などでみられる．

4．Ichthyosiform MF

Ichthyosiform（魚鱗癬様）MFは緩徐に進行する亜型で，臨床的にはコメド様病変と毛包性角化性丘疹を伴う広範な魚鱗癬様病変を呈する[25]．後天性魚鱗癬はMFの腫瘍随伴性症状として知られているが，Marzanoらはichthyosiform MFはそれ自体がMFの稀な亜型であり，明確な臨床的特徴があるとしている[26]．病理組織学的には，表皮は正常な角化を示し，薄い顆粒層，真皮上層に核に切れ込みを有した異型リンパ球と組織球からなる帯状の浸潤と表皮向性が認められる．毛包丘疹の周囲では，毛包の開口部が拡張し，角栓がみられ，リンパ球による毛包上皮への浸潤が認められるが，ムチンの沈着はみられない[25]．Marzanoらによると3/4の検体で毛包上皮に異型リンパ球浸潤を認め，folliculotropic MFの関連が示唆される[26]．

表 2. WHO-EORTC 分類に記載のある MF 亜型のまとめ

	特徴
folliculotropic mycosis fungoides	・頭頸部に好発(体幹にも生じる) ・毛包性丘疹，面皰・痤瘡様病変，浸潤性紅斑や硬結 ・脱毛を伴うことがある． ・激しい瘙痒感 ・毛包向性の異型リンパ球
pagetoid reticulosis	・手足などの四肢遠位に限局して生じる． ・皮疹は鱗屑を伴う． ・表皮内に浸潤する異型リンパ球がハロー状の外観を呈し，乳房パジェット病の表皮内腺癌細胞と類似することから病名がつけられた． ・他の MF で見られることのある好酸球浸潤は欠くとされる．
granulomatous slack skin	・斑状病変や局面が徐々に弛緩性の皮膚の襞へと変化していく． ・ホジキンリンパ腫などの他の血液悪性腫瘍の合併リスクが高い． ・多数の多核巨細胞と異形リンパ球を含んだに肉芽腫性の病変を真皮に認め，弾性線維の破壊・消失を認める．

5．MF palmaris et plantaris

MF palmaris et plantaris は，1995 年に Resnik らによって報告された稀な病型で，MF の病変が手のひらおよび/または足の裏に限定される亜型である[27]．皮疹は足，指および手関節まで進展することがある[28]．湿疹様病変，疣状病変，潰瘍病変，膿疱病変，過角化病変など多様な臨床症状を呈することが報告されている[29]．臨床経過は緩徐であり，多くの場合は初発部位に皮疹は限局する．身体のほかの部位に典型的な MF 病変を認めないことを特徴とする．組織学的に，病変は典型的な MF と同様な所見を示す．異汗湿疹，接触皮膚炎，手足の乾癬などが鑑別になる．

おわりに

今回，皮膚 T 細胞リンパ腫において最も頻度の高い MF について，WHO-EORTC 分類の記載のある 3 亜型(表 2)と，その他の亜型をいくつか紹介した．このように MF は斑状病変，局面，腫瘤を呈する古典的(Alibert-Bazin 型)な臨床像から逸脱した多数の亜型が報告されている．臨床的に多種多様な炎症性皮膚疾患を模倣することがあるため，普段の診療でも見過ごさないように注意を要する．MF を診断するためには，疑いがあれば皮膚生検を行うことが重要である．したがって，診療中に異常を感じた場合は，積極的に皮膚生検を検討することが大切である．

文　献

1) Willemze R, et al：WHO-EORTC classification for cutaneous lymphomas. *Blood*, **105**(10)：3768-3785, 2005.
2) Agar NS, et al：Survival outcomes and prognostic factors in mycosis fungoides/Sézary syndrome：validation of the revised International Society for Cutaneous Lymphomas/European Organisation for Research and Treatment of Cancer staging proposal. *J Clin Oncol*, **28**(31)：4730-4739, 2010.
3) Klemke CD, et al：Histopathological and immunophenotypical criteria for the diagnosis of Sézary syndrome in differentiation from other erythrodermic skin diseases：a European Organisation for Research and Treatment of Cancer(EORTC) Cutaneous Lymphoma Task Force Study of 97 cases. *Br J Dermatol*, **173**(1)：93-105, 2015.
4) Pimpinelli N, et al：Defining early mycosis fungoides. *J Am Acad Dermatol*, **53**(6)：1053-1063, 2005.
5) Olsen E, et al：Revisions to the staging and classification of mycosis fungoides and Sézary syndrome：a proposal of the International Society for Cutaneous Lymphomas(ISCL)and the cutaneous lymphoma task force of the European Organization of Research and Treatment of Cancer(EORTC). *Blood*, **110**(6)：1713-1722, 2008.
6) Gerami P, et al：Folliculotropic mycosis fungoides：an aggressive variant of cutaneous T-cell lymphoma. *Arch Dermatol*, **144**：738-746, 2008.

7) van Santen S, et al : Clinical staging and prognostic factors in folliculotropic mycosis fungoides. *JAMA Dermatol*, **152** : 992-1000, 2016.

8) Hodak E, et al : New insights into folliculotropic mycosis fungoides(FMF) : A single-center experience. *J Am Acad Dermatol*, **75**(2) : 347-355, 2016.

9) Mitteldorf C, et al : Folliculotropic mycosis fungoides. *J Dtsch Dermatol Ges*, **16**(5) : 543-557, 2018.

10) Hodak E, et al : Juvenile mycosis fungoides : cutaneous T-cell lymphoma with frequent follicular involvement. *J Am Acad Dermatol*, **70**(6) : 993-1001, 2014.

11) Haghighi B, et al : Pagetoid reticulosis(Woringer-Kolopp disease) : an immunophenotypic, molecular, and clinicopathologic study. *Mod Pathol*, **13**(5) : 502-510, 2000.

12) Virmani P, et al : Unusual variants of mycosis fungoides. *Diagn Histopathol*(*Oxf*), **22**(4) : 142-151, 2016.

13) Alaibac M, et al : PCR detection of clonal tcr gamma-gene rearrangements in a group of cutaneous T-cell lymphomas including a case of localized pagetoid reticulosis expressing the gamma-delta tcr. *Int J Oncol*, **6**(6) : 1267-1270, 1995.

14) LeBoit PE : Granulomatous slack skin. *Dermatol Clin*, **12** : 375-389, 1994.

15) Kempf W, et al : Granulomatous mycosis fungoides and granulomatous slack skin : a multicenter study of the cutaneous lymphoma histopathology task force group of the European organization for research and treatment of cancer(EORTC). *Arch Dermatol*, **144**(12) : 1609-1617, 2008.

16) Shah A, et al : Granulomatous slack skin disease : a review, in comparison with mycosis fungoides. *J Eur Acad Dermatol Venereol*, **26** : 1472-1478, 2012.

17) Miyashiro D, et al : Mycosis fungoides and Sézary syndrome : clinical presentation, diagnosis, staging, and therapeutic management. *Front Oncol*, **13** : 1141108, 2023.

18) Miyashiro D, et al : Characteristics and outcomes of 727 patients with mycosis fungoides and sezary syndrome from a Brazilian cohort. *Int J Dermatol*, **61**(4) : 442-454, 2022.

19) Bowman PH, et al : Mycosis fungoides bullosa : report of a case and review of the literature. *J Am Acad Dermatol*, **45** : 934-939, 2001.

20) Xu XL, et al : Bullous mycosis fungoides : report of a case complicated by Kaposi's varicelliform eruption. *J Dermatol*, **40** : 844-847, 2013.

21) Castano E, et al : Hypopigmented mycosis fungoides in childhood and adolescence : a long-term retrospective study. *J Cutan Pathol*, **40** : 924-934, 2013.

22) Abbott RA, et al : Poikilodermatous mycosis fungoides : a study of its clinicopathological, immunophenotypic, and prognostic features. *J Am Acad Dermatol*, **65** : 313, 2011.

23) Smoller BR, et al : Reassessment of histologic parameters in the diagnosis of mycosis fungoides. *Am J Surg Pathol*, **19** : 1423-1430, 1995.

24) Vasconcelos Berg R, et al : Poikilodermatous Mycosis Fungoides : Comparative Study of Clinical, Histopathological and Immunohistochemical Features. *Dermatology*, **236**(2) : 117-122, 2020.

25) Kazakov DV, et al : Clinicopathological spectrum of mycosis fungoides. *J Eur Acad Dermatol Venereol*, **18** : 397-415, 2004.

26) Marzano AV, et al : Ichthyosiform mycosis fungoides. *Dermatology*, **204** : 124-129, 2002.

27) Resnik KS, et al : Mycosis fungoides palmaris et plantaris. *Arch Dermatol*, **131** : 1052-1056, 1995.

28) Nakai N, et al : Mycosis fungoides palmaris et plantaris successfully treated with radiotherapy : case report and minireview of the published work. *J Dermatol*, **41** : 63-67, 2014.

29) André R : Mycosis fungoides palmaris and plantaris. *Ital J Dermatol Venerol*, **159**(1) : 1-3, 2024.

MB Derma, **350**：67-76, 2024.

◆特集／皮疹が伝えるメッセージ

薬疹診療における皮疹の診かた

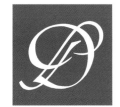

渡邉裕子*

Key words：多形滲出性紅斑（erythema multiforme），Stevens-Johnson 症候群（Stevens-Johnson syndrome），中毒性表皮壊死症（toxic epidermal necrolysis），薬剤性過敏症症候群（drug-induced hypersensitivity syndrome）

Abstract 薬疹診療において，その臨床型を鑑別し，重症度を予測することは重要な課題である．そのためには，皮疹の分布や個疹の性状を単独で捉えるのではなく，時間経過に伴う変化を踏まえた総合的な判断が求められる．本稿では，特に Stevens-Johnson 症候群，中毒性表皮壊死症，薬剤性過敏症症候群といった見逃してはならない重症薬疹に焦点を当て，これらの疾患に特徴的な皮疹と，それらが示唆する臨床的意義について解説する．

はじめに

薬疹は，薬剤による直接的または間接的な作用によって生じる皮疹や粘膜疹の総称である．免疫チェックポイント阻害薬をはじめとする新規治療薬の登場に伴い，薬疹の臨床型は次々と増加しており，現在では28種類に及ぶ臨床分類が提唱されている（**表1**）[1]．これらの臨床型を鑑別し，重症化を予測することは，薬疹診療において極めて重要なポイントである．そのためには，皮疹の個疹やその分布を単独で捉えるのではなく，時間経過に伴う変化を考慮に入れて総合的に判断する必要がある．本稿では，見逃してはならない重症薬疹である Stevens-Johnson 症候群（Stevens-Johnson syndrome：SJS）/中毒性表皮壊死症（toxic epidermal necrolysis：TEN），薬剤性過敏症症候群（drug-induced hypersensitivity syndrome：DIHS）に注目し，これらの疾患に特徴的な皮疹と，その皮疹からのメッセージを臨床的にどう解釈すべきかについて考察する．

* Yuko WATANABE，〒236-0004 横浜市金沢区福浦 3-9　横浜市立大学大学院医学研究科環境免疫病態皮膚科学，学部講師

薬疹の皮疹をどう診るか： 分布，個疹，経時的変化の観察

1．皮疹の分布

薬疹患者を診た際は，皮疹の分布，個疹，その経時的変化の3つのポイントを意識して観察することが重要である．まずは，皮疹の分布から確認する．顔面，体幹，上肢，四肢，掌蹠など全身をくまなく観察し，皮疹がどこに優位に分布しているかを把握する．播種状紅斑丘疹型をはじめとする多くの薬疹は，顔面から上半身にかけて皮疹が優位であることが多い．一方で，薬疹の鑑別となるウイルス性発疹症では，皮疹が四肢の末梢優位に現れることが多い．また，手掌・足底・爪囲は，必ず観察すべき部位である．SJS/TEN においては，手掌や足底に紅斑や水疱がみられることが多い．さらに，SJS/TEN 患者に角膜びらんや偽膜といった重篤な眼症状を伴う場合，爪囲に紅斑が出現しやすく，また爪の脱落が生じやすいことが知られている[2]．眼，口唇・口腔内，陰部といった粘膜皮膚移行部の皮疹の存在は，重症化の可能性を示唆するため，注意深く観察する必要がある．粘膜疹に関しては，初期は疼痛が主訴で，明らかな紅斑やびらんを確認できないことがある．

表 1. 薬疹の病型分類

1．発疹症または中毒疹タイプ
a）多形紅斑型
b）播種状紅斑丘疹型

2．重症薬疹
a）Stevens-Johnson 症候群（SJS）/中毒性表皮壊死症（TEN）
b）薬剤性過敏症症候群（DIHS/DRESS）
c）急性汎発性発疹性膿疱症（AGEP）
d）剝脱性皮膚炎（紅皮症）

3．特徴的な分布や個疹を示す薬疹
a）光線過敏型
b）固定薬疹　特殊型：generalized fixed drug eruption（GBFDE），non-pigmenting fixed drug eruption（NPFDE）
c）Symmetrical drug related intertriginous and flexural exanthema（SDRIFE）
d）扁平苔癬型
e）蕁麻疹型・アナフィラキシー
f）血清病型反応
g）湿疹型
h）水疱型　特殊型：DPP-4 阻害薬関連類天疱瘡
i）紫斑型・血管炎型
j）皮膚壊死/皮膚潰瘍
k）乾癬型
l）痤瘡型（毛包炎型）
m）PRIDE 症候群（1．痤瘡様皮疹，2．爪囲炎，3．皮膚乾燥，4．毛の異常）
n）手足症候群
o）強皮症様変化または pseudocellulitis
p）薬剤性ループス
q）結節性紅斑型
r）薬剤誘発性偽リンパ腫
s）Interstitial granulomatous drug reactions/granulomatous drug eruptions
t）色素沈着型
u）毛の異常（1．多毛・trichomegaly，2．脱毛）
v）分類不能

（文献 1 より引用，改変）

2．個疹の観察

薬疹の診断と重症度を判断するためには，皮疹の個疹を詳細に観察することが不可欠である．まず，個疹が紅斑，丘疹，紫斑，水疱，膿疱，色素斑のどれなのかを正確に確認することから始める．一般的な薬疹は，紅斑および丘疹で構成されることが多い．紅斑上に，水疱，膿疱，びらんといった重症化を示唆する所見の有無を確認することが重要である．重症薬疹の早期は，皮疹のみで診断することが難しい場合があるが，個疹を丹念に診察すると，手掛かりとなる小さな水疱やびらんがみられることがある．さらに，皮疹の自覚症状についての聴取も忘れてはならない．SJS/TEN の患者は，皮疹部位に痒みを訴えることは少なく，むしろヒリヒリとした訴えを主体とする灼熱感や疼痛を伴うことが特徴的である[3]．

3．皮疹の経時的変化の観察

薬疹の診療において，初診時に得られる情報のみでは，診断および重症度の正確な評価が困難な場合がある．このため，皮疹の経時的変化を慎重に観察することが必要となる．特に SJS/TEN などの重症薬疹では，数時間〜数日で皮疹が急速に進行するため，診断に迷う場合は，発症直後から数時間および数日の経過を丁寧に観察すべきである．症例を 1 例呈示する．

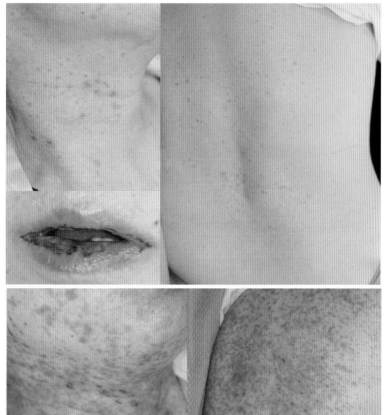

図 1. 症例1：急速に進行した TEN 症例
　a：初診時の口唇，頸部，背部の皮膚所見．頸部，体幹に3～5 mm 大の紅斑
　　がみられる．個疹は淡い紅斑で，頸部は target lesion 様が散在している．
　　瘙痒はなく，疼痛の訴えあり．口唇は全周囲性に浅いびらんがみられる．
　b：半日後．紅斑が全身に拡大して融合．個疹は atypical target lesion を呈
　　し，紅斑の中央に水疱やびらんが出現した．ニコルスキーサイン陽性．口
　　唇は水疱形成とびらんが拡大し，血痂が付着している．

＜症例1＞60代，女性．

　感冒症状に対して解熱鎮痛薬を内服後，高熱と体幹の皮疹が出現し，眼および口唇・口腔内の疼痛を伴っていた．当科初診時，口唇に全周性の浅いびらんを認め，頸部から体幹にわずかな皮疹がみられた．個疹を観察すると，頸部に隆起のない target lesion が散在しており，皮疹の疼痛を訴えていた（図 1-a）．初診から数時間で急速に粘膜疹および皮疹が拡大し，半日後には体幹にニコルスキーサイン陽性の広範囲な多形滲出性紅斑がみられ，TEN の診断となった（図 1-b）．このように，SJS/TEN では，数時間でダイナミックに皮疹が変化する可能性があることを念頭に置くべきである．

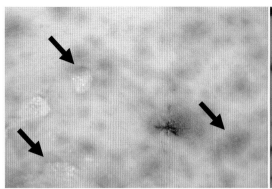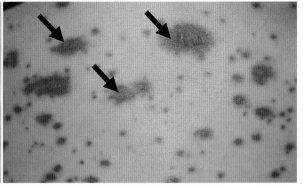

図 2. SJS/TEN の皮膚所見　　　　　　　　　　　　　　　　a | b

a：隆起のない 2 層性の flat atypical target lesion が散在．紅斑上に小水疱がみ
　られ，紅斑のない部分には表皮剥離がある．ニコルスキーサイン陽性（矢印）

b：SJS 患者にみられた purpuric macules with blisters．紫紅色斑が多発し，そ
　の中央に水疱形成がみられる．

また，現在のところ薬疹の病勢を評価できる有用な血清バイオマーカーは存在しない．そのため，薬疹患者においては，皮疹の変化に基づいて薬疹の病勢を判断する必要性がある．被疑薬を中止しても赤みの強い紅斑が残存してる場合は，原因薬剤が中止されていない可能性や，薬疹の重症度が高く，病勢が残っている可能性を考える．一方で，紅斑が消失し紫斑が主体となっている場合や，皮疹が淡く変化し，色素沈着を混じている場合は，薬疹の病勢が消退している可能性を考える．さらに，原因薬剤中止後の皮疹の経時的変化もポイントである．DIHS では原因薬剤中止後，発熱や皮疹，臓器障害が遷延することが知られている．一時的に皮疹などの臨床症状が改善したあとに，これらの症状が再燃するというパターンが診断の大きな手掛かりになり得る．

ここから，SJS/TEN，DIHS といった重篤な重症薬疹に焦点を当て，これらの疾患に特徴的な皮疹と，その皮疹が示唆する臨床的意義について解説する．

Stevens-Johnson 症候群/中毒性表皮壊死症

1．SJS/TEN の疾患概念

SJS/TEN は，高熱とともに全身の皮膚に大小の多形滲出性紅斑，水疱を有する紅斑や紫紅色斑が多発し，急速に拡大し，表皮剥離・びらんを呈

する重篤な疾患である．ヒト白血球抗原（HLA）などの遺伝的因子を背景に，活性化した免疫細胞から産生される細胞障害性因子が表皮を障害することにより生じる．本邦における診断基準では，水疱・びらんなどの表皮剥離が体表面積の 10％未満を SJS，10％以上を TEN と診断するが，欧米では，10％以上 30％未満の場合は，SJS/TEN オーバーラップと定義されている．一見正常にみえる皮膚に軽度の圧力がかかると表皮が剥離し，びらんを生じるニコルスキーサインがみられる（**図 2-a**）．国内の疫学調査では，SJS の死亡率は約 4％，TEN の死亡率は約 30％に達することが示されている[4]．また多くの患者が後遺症を残し，なかでも視力低下や失明などの眼後遺症は QOL を大きく低下させる．

2．SJS/TEN でみられる多形滲出性紅斑の特徴

SJS の初期にみられる皮膚病変は多形滲出性紅斑（erythema multiforme：EM）が最も多い（**図2-a**）．そのため，疾患としての多形滲出性紅斑との鑑別が臨床的に重要となる．特に発熱などの全身症状を伴う EM major はその粘膜疹の存在によって，SJS/TEN との鑑別が難しいことある．しかし，これら 2 つはまったく異なる病態を有する別疾患であり，2016 年の SJS/TEN の診断基準においても，EM major を除外できることという項目が加えら

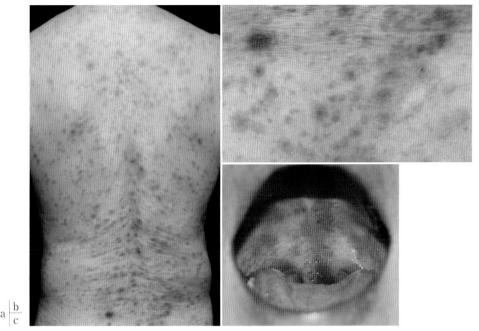

$$\begin{array}{c|c} a & \dfrac{b}{c} \end{array}$$

図 3. 多型滲出性紅斑の皮膚・粘膜症状

a：体幹に軽度隆起した raised atypical target lesion がみられる．
b：個疹は中央が暗赤色調で周囲に隆起した紅斑がみられ，2 層性となっている．
c：口腔内には発赤がみられ，軽度の咽頭痛を伴う．出血性のびらんや血痂はない．

れている[5]．EM の皮疹は，はじめに小型の紅斑や丘疹が四肢伸側に対称性に発症し，遠心性に拡大して境界明瞭な浮腫性紅斑となる．紅斑の中心部は陥凹して特徴的な標的病変（target lesion）となる．感染症に伴う標的病変は典型的な三重構造を呈することが多く，薬剤性の多形紅斑では二重構造の標的病変（atypical target lesion）が多いとされる．典型的な三重構造の target lesion は比較的予後がよく，atypical target lesion でも，紅斑の周囲が隆起し融合傾向が乏しいタイプ（raised atypical target lesion）は重症型に移行しにくいとされる（**図 3-a，b**）．一方，SJS/TEN では，周囲が平坦で融合傾向に富むタイプ（flat atypical target lesion）がしばしばみられる（**図 2-a**）．多形滲出性紅斑をみた場合は，必ず触診を行い，紅斑の隆起や周囲のニコルスキーサインの有無を確認することが重要である．さらに，紫紅色から褐色調の紅斑に水疱・びらんがみられる purpuric macules with or without blisters も SJS/TEN に特徴的な皮疹である（**図 2-b**）．

3．SJS/TEN でみられる重篤な粘膜疹

SJS/TEN 患者の約 90％は粘膜疹を合併するため，口唇・口腔粘膜，鼻粘膜，外陰部などの皮膚粘膜移行部の診察は重要である．SJS/TEN でみられる粘膜疹は，激しい疼痛や激しい症状を伴うことが多い．一方，EM major はしばしば軽度の粘膜疹を伴うが，SJS/TEN のような強い症状はみられない（**図 3-c**）．本邦の疫学調査によると口唇・口腔内症状は SJS/TEN 患者の 90％以上，眼症状は約 70～80％，陰部症状は約 40～60％と報告されている．3 か所すべてに症状がある患者は，SJS の約 30％，TEN の約 50％と，SJS より重症な TEN で粘膜疹の範囲が広いことがわかる[4]．SJS/TEN の眼症状としては，まず眼球結膜の充血からはじまり，皮疹の拡大に伴って充血が高度となり，眼脂，角膜上皮障害，偽膜形成，睫毛の脱落がみられようになる（**図 4-a，b**）．重篤な眼症状を伴う SJS/TEN 患者では，皮疹の出現より数日程度先行して両眼の充血や違和感を自覚することが多い．睫毛脱落は皮膚粘膜移行部の障害を示

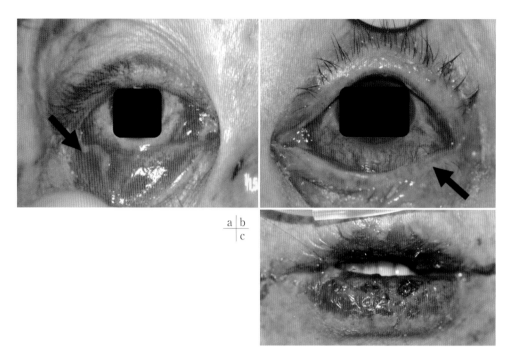

図 4. SJS/TEN の粘膜症状
a：SJS/TEN の眼症状. 強い眼球結膜充血, 眼瞼縁の紅斑があり, 偽膜形成がみられる(矢印).
b：SJS/TEN 患者における睫毛の脱落(矢印)は特徴的な所見である.
c：SJS/TEN の口唇症状. 口唇に全周性のびらん, 水疱形成, 血痂の付着がみられる.

しており, SJS/TEN に特異的な所見なため, 必ず確認すべきである(図 4-b). 偽膜形成, 角膜および結膜上皮の欠損は重篤な後遺症につながる眼症状だが, これらの所見は眼科医による専門的な診察でのみ発見することができる. 口唇・口腔内の所見は SJS/TEN で最も高率にみられる粘膜疹の部位である. 口唇・口腔内の発赤, 水疱・びらんから始まり, 水疱・びらんを形成する. 口唇・口腔内の広範囲に及ぶびらん, 出血を伴う病変, 血痂の付着の確認をすることが重要なポイントである(図 4-c). 眼球結膜充血, 口唇の紅斑や腫脹は, EM や DIHS など, SJS/TEN 以外でもみられるが, SJS/TEN と比較してその症状は軽度である(図 3-c).

4. 多形滲出性紅斑を呈さない SJS/TEN

前述したように SJS の初期にみられる皮疹としては flat atypical target lesion が最も多いが, 本邦の疫学調査では, TEN の臨床型は SJS 進展型(TEN with macules)が 60%, 次いでびまん性紅斑進展型(TEN without spots)が約 30% と報告さ

れており[1], びまん性紅斑進展型の割合が比較的多いことがわかる. このびまん性紅斑進展型は明らかな多形滲出性紅斑を呈さず, びまん性の紅斑が急速に拡大する TEN のサブタイプの 1 つである. このサブタイプは重症な経過をとりやすいことが知られており, ブドウ球菌性熱傷様皮膚症候群や急性汎発性発疹性膿疱症が鑑別診断となる.

また, SJS では稀に, 皮疹を欠き粘膜疹のみがみられる症例が存在する. これらは, SJS without skin lesion と呼ばれ, その約 70% が 18 歳未満の小児である[6]. 倉田らは, この SJS 症例 18 例を検討し, 全例がマイコプラズマ感染症であったと報告している[7]. 成人で SJS が認められた場合, 一般に薬剤が原因として疑われるが, 粘膜症状のみが顕著な SJS 症例では, 年齢にかかわらずマイコプラズマ感染の可能性を念頭に置き精査を行う必要がある. マイコプラズマ感染症が誘因となる症例は, Mycoplasma pneumoniae associated mucositis(MPAM)と呼ばれることがある[7].

薬剤性過敏症症候群

1. DIHS の疾患概念

　DIHS は，比較的限定された薬剤を長期間投与後，遅発性に生じる重症薬疹の1つである．高熱，皮疹とともにリンパ節腫脹，白血球上昇，異型リンパ球の出現，好酸球増多，肝腎機能障害を伴い，薬剤中止後も皮疹や多臓器障害などの症状が遷延し再燃を繰り返すことが特徴である．この再燃には HHV-6，EBV，CMV などの再活性化の関与が示唆されている．また，DIHS の発症から数か月〜数年後，約20%の患者に自己免疫疾患が発症することも，ほかの薬疹ではみられない特徴である．DIHS は，欧米における drug rash with eosinophilia and systematic symptoms（DRESS）と同一スペクトラムの疾患と考えられており，その病態は薬剤アレルギーとウイルス感染症が複合したものと考えられている．免疫が低下した状態から回復する過程で，免疫の状態が変化し，感染症の顕在化や増悪をきたす病態は免疫再構築症候群（immune reconstitution inflammatory syndrome：IRIS）と呼ばれており，Sueki らは DIHS の病態は IRIS であると提唱している[8]．DIHS では，特定の患者が抗てんかん薬などの比較的限定された薬剤を長期間内服することで免疫抑制状態に陥り，薬剤アレルギーを発症する．原因薬剤を中止することにより急速な免疫回復が起こり，皮疹の増悪および従来から潜伏感染していた HHV-6 などのウイルス再活性化を引き起こすことが考えられている．

2. DIHS の特徴的な臨床経過

　DIHS の診断過程において，その特殊な臨床経過を理解しておくことは極めて重要である．前述したように，DIHS は比較的限定された薬剤を長期間（2〜6週間）内服したあとに，遅発性に発症し，症状が持続することが特徴である．特に，原因薬剤中止後数日で発熱や皮疹の増悪などの臨床症状が悪化することは，覚えておきたいポイントである．DIHS の発症2〜4週目に HHV-6 の再活性化が生じ，さらに HHV-7，EBV，CMV などのヘルペスウイルスが同時，あるいは連続して再活性化することが知られている．これらのウイルスの再活性化は，皮疹や肝障害などの多臓器障害，致死的な合併症に関与することが指摘されており，DIHS の2峰性（発症2〜4週後），または3峰性（発症4〜5週以降）の再燃に関連していると考えられる．重要な点として，DIHS の特徴的な皮疹や診断基準に含まれる血液検査所見は，必ずしも同時期に出現するわけではなく，異なる段階で順次出現する場合が多い．このため，初期に診断が困難であっても，DIHS の原因薬剤となり得る内服薬の使用歴，内服から発症までの長い経過，被疑薬中止後も持続する皮疹をみた場合は，DIHS を念頭に置き診療にあたることが求められる．

3. DIHS における皮疹の特徴

　DIHS の皮疹は紅斑丘疹，湿疹様，苔癬様，蕁麻疹様，膿疱など多様な臨床像を呈するため，発疹形態学的に通常の薬疹と区別することは困難である．特に，発症早期は特徴的な所見に乏しいため，皮膚所見だけで診断することは難しい．しかし，DIHS のガイドライン2023に記載されているように，顔面の浮腫，口囲の紅色丘疹，膿疱，小水疱，鱗屑などの特徴的な皮疹は，診断の手掛かりとなる[9]（図5-a，b）．DIHS に伴う皮疹は，粟粒大〜半米粒大の丘疹や紅斑として始まり，発症数日で顔面が浮腫性に腫脹する．極早期には，上眼瞼の軽度腫脹のみがみられ，被疑薬中止3日以降になると臨床症状の増悪により典型的な臨床像が現れることが多い．この際，顔面の紅斑が眼囲を避けて，眼周囲が蒼白となるのが特徴である（図5-a）．国内外の報告では，顔面の浮腫は DIHS/DRESS の70〜90%と高率に観察されると報告されている[10][11]．また，口囲の紅色丘疹，鱗屑，痂皮の付着，鼻孔周囲の紅斑，顔面の浮腫といった顔面の所見は DIHS 診断の手掛かりであるだけでなく，HHV-6 の再活性化に先行して生じることが示されている[12]（図5-b）．体幹や四肢の皮疹は，初期に毛孔一致性の丘疹がみられ，ときに

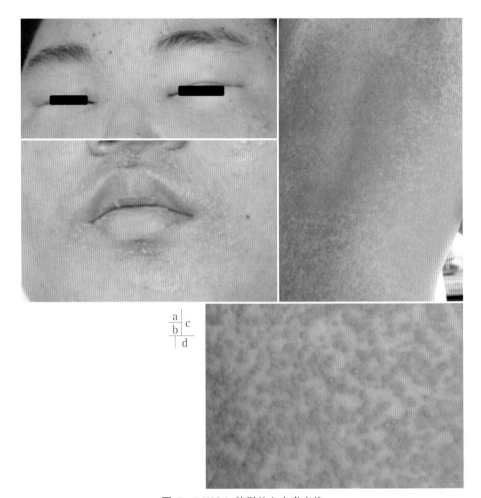

図 5. DIHS に特徴的な皮膚症状

a：DIHS 発症早期の顔面の浮腫．紅斑は眼囲を避けて眼周囲が蒼白となっている．
b：口囲の紅色丘疹，膿疱，痂皮の付着といった特徴的な皮疹がみられる．
c：背部の皮膚所見．粟粒大〜半米粒大の丘疹や紅斑が融合して，紅皮症を呈している．
d：個疹は浸潤の強い丘疹であり，膿疱を混じている．

膿疱や紫斑を混じる．DIHS の 12〜22％は紅皮症や剝脱性皮膚炎に至る[9]（**図5-c，d**）．重症 DIHS では，EM でみられる target lesion や，表皮真皮境界部の強い浮腫による水疱を認めることがあるが，これは SJS/TEN とは異なり，ニコルスキーサインは陰性である．

4．DIHS における皮疹と重症度の関連

DIHS の重症度と皮疹の関連性については，皮疹面積と紫斑の存在が指摘されている．残念ながら，DIHS の特徴といえる顔面の紅斑や浮腫は DIHS の重症度との直接的な相関は確認されていない．Mizukawa らは，心筋炎，消化管出血，自

己免疫疾患などの DIHS/DRESS 関連合併症を考慮した予後および重症度を評価するための DRESS/DIHS（DDS）スコアを提唱している[13]．DDS スコア 4 点以上が重症と判断されるが，このスコアリング項目に皮疹の紅斑面積が含まれている．これらの項目は DIHS の予後および重症度に関連する因子が抽出されており，皮疹面積が 70％未満，70〜90％未満，90％以上の場合に，それぞれ 0，1，2 点が加点される[13]．これらのことから，皮疹面積は重症度に関連することが示唆される．紫斑と重症度の関連も言及されており，DIHS/DRESS の 4〜57％に紫斑を伴うことが報告され

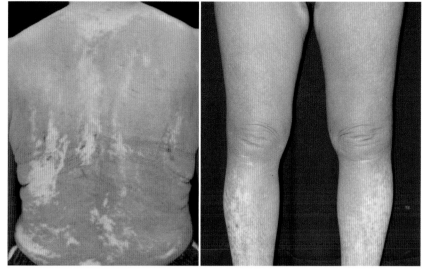

a | b

図 6. 症例 2：DIHS の重症度に関与する皮膚症状
a：背部は浸潤のある丘疹が融合し，紅皮症を呈していた．
b：下肢は紅色丘疹とともに，広範囲の紫斑がみられる．

ている．海外の報告では，軽症 DRESS では紫斑がみられない一方で，probable/definite DRESS の症例では紫斑が認められると報告されている．特に，下肢の紫斑面積が DIHS の重症度と相関することが最近の研究で示されている[11]．症例を呈示する．

＜症例 2＞60 代，女性．

カルバマゼピン内服後に典型 DIHS を発症した．初診時，顔面の浮腫，眼周囲が白く抜ける顔面の紅斑がみられた．顔面，体幹，四肢にはびまん性に浸潤のある丘疹が融合した紅斑がみられ，全身の 80％に及んでいた（図 6-a）．また，下肢の 90％以上に紫斑がみられた（図 6-b）．DDS スコアは 4 点と重症であり，PSL 1 mg/kg/day で治療を開始した．PSL を緩徐に減量するも経過中に HHV-6，EBV，CMV の再活性化およびこれらの再活性化に一致した皮疹の再燃がみられた．このように，紅斑面積および下肢の紫斑面積は，重症度や予後を予測する皮疹の指標として有用であると考えられる．

おわりに

ここでは，薬疹診療において重要と考えられる皮疹の診かたについて述べた．特に，SJS/TEN や DIHS などの重症薬疹は，診断の遅れが予後に深刻な影響を及ぼすため，それぞれの疾患に特徴的な皮疹とその臨床的意義について理解して診療にあたることが必要である．本稿が，薬疹による皮疹が発するメッセージを解読する助けとなり，日常診療に役立つことを期待する．

引用文献

1) 橋爪秀夫：【日常診療にこの 1 冊！皮膚アレルギー診療のすべて】薬疹　薬疹の病型と皮疹の見方（解説）．*MB Derma*，**307**：35-46，2021．
2) Sotozono C, et al：Diagnosis and treatment of Stevens-Johnson syndrome and toxic epidermal necrolysis with ocular complications. *Ophthalmology*，**116**：685-690, 2009.
3) Bastuji-Garin S, et al：Clinical classification of cases of toxic epidermal necrolysis, Stevens-Johnson syndrome, and erythema multiforme. *Arch Dermatol*，**129**：92-96, 1993.
4) Sunaga Y, et al：The nationwide epidemiological survey of Stevens-Johnson syndrome and toxic

epidermal necrolysis in Japan, 2016-2018. *J Dermatol Sci*, **100**：175-182, 2020.

5）塩原哲夫ほか：重症多形滲出性紅斑　スティーブンス・ジョンソン症候群・中毒性表皮壊死症診療ガイドライン．日皮会誌, **126**：1637-1685, 2016.

6）Meyer Sauteur PM, et al：Mycoplasma pneumoniae and mucositis—part of the Stevens-Johnson syndrome spectrum. *J Dtsch Dermatol Ges*, **10**：740-746, 2012.

7）倉田麻衣子ほか：粘膜症状を強く認めた Mycoplasma 感染による Stevens-Johnson 症候群の 2 例．臨皮, **69**：777-781, 2015.

8）Sueki H, Watanabe Y, et al：Drug allergy and non-HIV immune reconstitution inflammatory syndrome. *Allergol Int*, **71**：185-192, 2022.

9）水川良子ほか：薬剤性過敏症症候群診療ガイドライン 2023．日皮会誌, **134**：559-580, 2024.

10）Kardaun SH, et al：RegiSCAR study group. Drug reaction with eosinophilia and systemic symptoms（DRESS）：an original multisystem adverse drug reaction. Results from the prospective RegiSCAR study. *Br J Dermatol*, **169**：1071-1080, 2013.

11）Takei S, et al：Purpura as an indicator of severity in drug-induced hypersensitivity syndrome/drug reaction with eosinophilia and systemic symptoms：evidence from a 49-case series. *J Eur Acad Dermatol Venereol*, **36**：e310-e313, 2022.

12）岡崎秀規ほか：薬剤性過敏症症候群（DIHS）の特徴的な顔面の所見と HHV-6 再活性化との時間的関係．日皮会誌, **119**：2187-2193, 2009.

13）Mizukawa Y, et al：Drug-induced hypersensitivity syndrome/drug reaction with eosinophilia and systemic symptoms severity score：A useful tool for assessing disease severity and predicting fatal cytomegalovirus disease. *J Am Acad Dermatol*, **80**：670-678, 2019.

MB Derma, **350** : 77-85, 2024.

◆特集／皮疹が伝えるメッセージ
皮膚悪性腫瘍の早期病変の見分け方

木庭幸子*

Key words：メラノーマ(melanoma)，ABCDE ルール(ABCDE rules)，ダーモスコピー(dermoscopy)，基底細胞癌(basal cell carcinoma)

Abstract　皮膚悪性腫瘍の多くは肉眼で捉えることができるため，侵襲的な検査をしなくても診断の目安をつけることができる．いずれも後天性に生じ，その大部分が成人期以降に発症する．顔に発生するメラノーマは頬の上部，基底細胞癌は鼻と下眼瞼に好発する．メラノーマの早期病変は ABCDE ルールに合致した特徴が参考になる．足底では荷重部に好発することを念頭に置き，ダーモスコピーで皮丘平行パターン，もしくは非定型の場合は疑う．基底細胞癌は早期病変でも透明感のある光沢を有することから，肉眼でも疑うことができる．いずれの腫瘍も無(低)色素性の場合や痂皮に覆われていると，肉眼やダーモスコピー検査で得られる情報が乏しくなるので病理検査での診断を要する．肉眼所見やダーモスコピー検査で良性と言い切れない場合は，積極的に生検・全摘を行って確認するか，専門医へ紹介し，見逃さないことが重要である．

はじめに

　皮膚悪性腫瘍は疑うことから始まるとはいえ，やみくもに疑うことは患者に無用の苦痛を与えることになるため慎むべきである．日常診療において，効率よく，かつ漏れなく皮膚悪性腫瘍を見逃さないための定量化された基準はないが，定性的な基準を持つ必要がある．本稿では，メラノーマと基底細胞癌(basal cell carcinoma：BCC)を中心に早期病変の見分け方について，鑑別疾患とともに概説する．いずれも後天性の病変で，大部分が成人期以降に発症し，加齢とともに頻度が高くなる．肉眼所見やダーモスコピー検査で良性と言い切れない場合は，積極的に生検・全摘を行って確認するか，専門医へ紹介する．

総　論

　皮膚悪性腫瘍は，進行すると肉眼でも判別可能な所見が豊富であるが，早期には特有の所見が乏しい場合があり，良性病変との鑑別に難渋する．疾患や病型ごとに好発年齢や好発部位を診断の参考にする．ダーモスコープによる観察と病理検査は診断に有用な情報をもたらしてくれるので，肉眼だけの診察にこだわらず，有効に活用する．誰しも見逃したくないメラノーマを検出するためのダーモスコピー診断アルゴリズムが多く開発されている．そのなかで，改訂2段階診断法[1](**図1**)は，色素性，無(低)色素性を問わず有用である．まず，第1段階でメラノサイト病変の所見の有無を確認する．メラノサイト病変の所見がなければ，脂漏性角化症，BCC，血管病変の所見およびその他の腫瘍の血管所見などに合致するかという視点で観察する．第1段階で識別すべき基本所見は，対応する病理所見と照らし合わせると理解しやすい．

---

* Yukiko KINIWA，〒390-8621 松本市旭 3-1-1 信州大学医学部皮膚科学教室，准教授

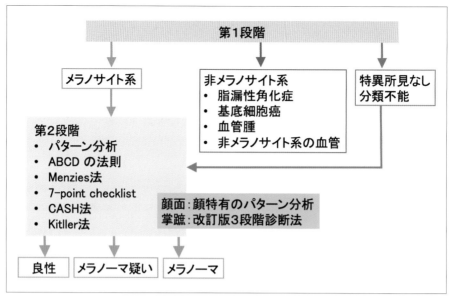

図 1. 改訂 2 段階診断法を用いた診断手順の全体像
第 1 段階でメラノサイト系，BCC，脂漏性角化症，血管系などを判別する．第 1 段階
でメラノサイト系を疑う色素沈着所見や血管所見がある場合は第 2 段階へ進み，メラ
ノサイト系の診断アルゴリズムを用いる．

（文献 1 より改訂 2 段階診断法を引用，筆者改変）

表 1. メラノーマの ABCDE ルール

Asymmetry	形状が非対称
Border irregularity	辺縁が不整
Color variegation	色調が多彩，色の分布が不整
Diameter＞6 mm	6 mm を超えるサイズ
Elevation/**E**volution	隆起については *in situ* には当てはまらない

（文献 2 より引用，改変）

各　論

1．メラノーマの早期診断

　後天性の病変で，肉眼的診察では ABCDE ルー
ル（Asymmetry, Border irregularity, Color var-
iegation, Diameter＞6 mm, Elevation/Evolution）
（**表1**）に合致する特徴を捉えられる[2]．なお，ダー
モスコープを用いない肉眼のみでの診察において
は，画像のみでの診断に比べて，対面での診察の
精度が高いことが知られる[3]．ABCDE ルールに
加えて，色が濃い，角化が少なく，てかっとした
光沢があるなどは肉眼でのメラノーマを疑う特徴
である．ほくろが多い患者においては，その患者
のほくろの性状とよく見比べて違和感がある病変
はメラノーマを疑う[4]．ダーモスコピー検査では，
上述の改訂 2 段階診断法の第 1 段階においてメラ

ノサイト系の可能性がある場合に第 2 段階へ進
み[5]，メラノーマ，メラノーマの疑い，良性の 3 つ
に大別する．

　以下，部位（病型）別に解説する．

a）顔のメラノーマ *in situ*

　成人期以降，主として高齢者に生じる顔の色素
斑で，好発部位は頬の上部である[6]．肉眼での所
見は黒色～褐色調の濃淡差が強い大型の病変であ
る．早期メラノーマとの鑑別に悩む疾患である日
光黒子/早期の脂漏性角化症も，対象となる患者
は高齢者が多い．当科で最も若い診断例は 30 代で
あるが，スキー選手であったことから紫外線曝露
の蓄積が多ければ高齢者には限らない．成人の顔
面では毛包脂腺系が発達しており，表皮索の網目
状構造がない．そのため，ダーモスコピー所見と
しては，メラノーマやほくろ，日光黒子/早期の脂

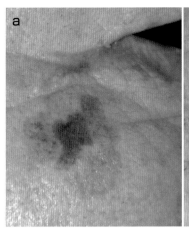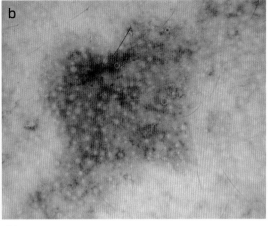

図 2. 顔のメラノーマ *in situ*
a：境界がぼんやりした褐色色素斑
b：a のダーモスコピー画像. 偽ネットワークがあり, 毛孔周囲に
　非対称な色素沈着を呈する.

漏性角化症などでは, 毛包の周囲にメラニン色素が沈着し, 偽ネットワークと呼ばれる粗な網目構造を呈する. 特にメラノーマでは毛孔周囲の色素沈着に不均一性や毛包内の色素沈着がある(**図2**).

　鑑別診断は, 前述の日光黒子や早期脂漏性角化症のほか, 日光角化症, ほくろ, BCC などが挙がる. 扁平苔癬様角化症やレーザー施術後の色素沈着も濃い色調を呈するため, メラノーマとの判別が難しい場合がある. このうち, 日光黒子や早期脂漏性角化症では辺縁が明瞭であるのに対して, メラノーマではややぼんやりして見える. ダーモスコピー検査を用いた, メラノーマと日光黒子や早期脂漏性角化症および日光角化症との鑑別に, 顔面特有のパターン分析と inverse approach が提唱されている[7]. 日光角化症の所見(鱗屑, 白色の開大毛孔(ロゼット徴候), 紅斑), および脂漏性角化症・日光黒子の所見(褐色の網状ないし平行線(指紋様構造), 境界明瞭, 稗粒腫様囊腫や面皰様開大)が1つも合致しないときに顔面のメラノーマを疑うという診断法である.

b）生毛部のメラノーマ *in situ*

　成人以降に発生した頸部・体幹・四肢の大型の病変で, メラノサイト系であれば本症の可能性を考慮する必要がある. 顔面や末端黒子型に比べて, やや若年にも生じる. 典型像は, 前述のABCDE ルールが合致する. ダーモスコピー所見

としては, 色素ネットワーク, 色素線条, 色素小球などのメラノサイト系特有の所見があるが, これらはほくろにも共通する. メラノーマでは, これらの分布や色が不均一で, 色素ネットワークや色素線条が太い, 網目が潰れるなど性状の不規則性や, インクのしみのような斑状色素沈着が確認できる(**図3**). これらの所見が乏しい無(低)色素性のメラノーマでは, 血管所見が参考になる. 真皮型のほくろにはコンマ型血管があるが, 多彩で不規則な血管が混在している場合はメラノーマの可能性が高い.

　鑑別疾患として, 先天性と後天性のほくろ, 色素性 Bowen 病, 汗孔腫, 脂漏性角化症などがある. スピッツ母斑は, 小児から30歳代までの若年成人に発生し, 病変の全周性に色素線条が規則的に分布する. Bowen 病では, 糸球体状血管や点状血管が複数確認できる.

c）掌蹠のメラノーマ *in situ*

　国内のメラノーマの約4割は末端黒子型である. 後天性に生じた掌蹠の色素斑をみた場合, 色素斑のサイズ, 色調の不均一性などとあわせて, ダーモスコピー検査を活用してメラノーマ *in situ* の可能性について検討する. 足底の場合は, 部位も重要で, メラノーマは土踏まずを避け, 趾球部や足底外側, 踵部などの荷重部に好発するので参考にする[8].

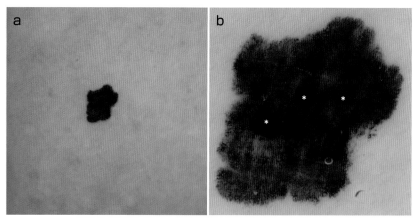

図 3. 下腿のメラノーマ *in situ*
a：境界明瞭な 15 mm の黒褐色色素斑
b：a のダーモスコピー画像．太さが不揃いなネットワーク構造．
中央付近に不規則の斑状色素沈着がある（＊）．

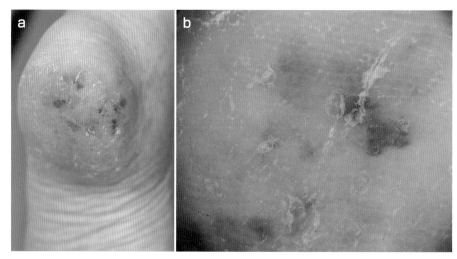

図 4. 踵部のメラノーマ *in situ*
a：踵部に境界不明瞭な褐色色素斑が多発する．
b：a のダーモスコピー画像．皮丘に平行な幅の広い色素沈着

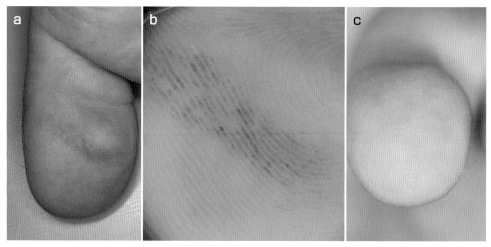

図 5. 母趾趾腹の角層下血腫
a：淡褐色の色素斑
b：a のダーモスコピー画像．皮丘に平行な色素沈着
c：30 代の清掃作業員．作業中に同部をモップに乗せて床を擦っているとのこと
であったので，刺激を避けるよう指示したところ，1 か月半後に消退した．

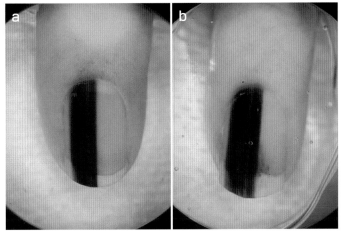

図 6. 爪のメラノーマのダーモスコピー画像
a：初診時は爪に幅5 mm の褐色色素線条であった.
b：半年後. 幅が6.5 mm に拡大し, 爪下に灰色調局
面が新生した. 指骨を温存した腫瘍切除を実施した.

　ダーモスコピー所見では, 掌蹠の皮膚の組織学的構造として平行に凹凸が配列する皮膚紋理が存在し, メラノサイト系病変では皮膚紋理に沿った平行の色素沈着を呈する[9]. このうち, メラノーマでは皮丘平行パターンと呼ばれる皮丘に沿った幅広い色素沈着を示す(図4). 一方, 色素細胞母斑では皮溝に色素沈着を呈する皮溝平行パターンを呈し, これを基本構築としたいくつかの亜型がある. なお, 土踏まずや趾間, 側縁などでは平行パターンは示さず, 非定型となる. メラノーマの診断には, まず皮丘と皮溝のどちらに色素沈着があるかを見極める. 後天性掌蹠のメラノサイト病変の取り扱いを示した改訂3段階アルゴリズムでは, 皮丘平行パターンがあるか, 典型的な皮溝平行パターンがなく, 最大径が7 mm を超える場合はメラノーマを疑い, 全切除や生検などを考慮する[10].

　鑑別疾患として, 皮丘平行パターンを呈するメラノーマ以外の状態があり, 角層下血腫(図5)や薬剤による色素沈着を鑑別する.

d）爪のメラノーマ in situ/爪甲色素線条の取り扱い

　国内の調査ではメラノーマの約1割が爪発生である. 成人期以降の幅が6 mm 以上の爪甲色素線条は, メラノーマ in situ の可能性がある. 褐色～黒色の濃淡が不整, または全体に黒色調を呈する. 爪周囲に色素斑が存在するハッチンソン徴候を伴う場合は, メラノーマを疑う. 進行すると, 結節形成や爪が破壊され潰瘍を呈する. 複数の爪に生じる色素線条は, Addison病や5-FU による色素沈着のほか, 手湿疹, 凍瘡, 運動など物理刺激などによっても誘発される. 当科では, そのような背景がない場合で, 幅3～5 mm 程度の色素線条が1指(趾)のみであれば, 6か月～1年ごとに経過観察している. 幅の拡大や色調が濃くなる, もしくは周囲に色素斑が出現する場合は, メラノーマ in situ の可能性があるので, 5 mm マージンで末節骨骨膜を含めた爪甲全体を含めた切除を勧める(図6).

　鑑別疾患として, 爪に発生する Bowen 病においても爪に色素線条を生じることがある. 小児期や思春期の爪甲色素線条は, 幅が広く色調が多彩で濃い傾向があるが, 数年の経過で自然消退する. 当科では生検などは行わずに経過観察の方針としている(図7).

e）粘膜のメラノーマ in situ

　粘膜も年齢が重要で, 小児や若年成人では良性と考えてよい. ダーモスコピーでメラノーマに特異的な所見はない.

　鑑別疾患として, 口腔粘膜の場合, 歯科金属による色素沈着(図8-a)を識別する必要があり, 生検を行う. 口唇に点状の色素沈着を呈する疾患として, ミノサイクリン内服による色素沈着や, 口

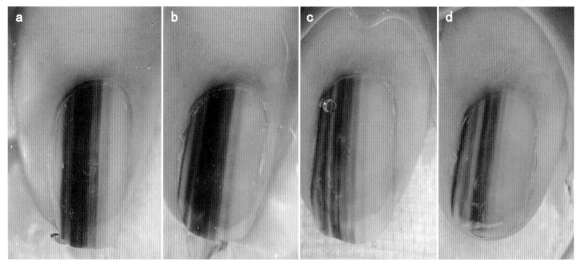

図 7. 20代，女性の爪甲色素線条のダーモスコピー画像
4年間にわたり年1回の経過観察．拡大はなく，徐々に色調が淡くなった．
a：1年後　　　b：2年後
c：3年後　　　d：4年後

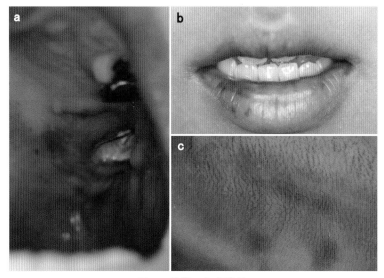

図 8. 粘膜の色素沈着
a：金属による粘膜の着色．金属を被せた臼歯に接する歯肉に灰黒色
　の色素沈着がある．粘膜の生検ではメラノーマではなかった．
b：20代女性の口唇皮膚炎とミノサイクリンによる口唇色素沈着．ア
　トピー性皮膚炎患者が，痤瘡治療のため数か月にわたりミノサイク
　リンを内服していたところ，口唇に褐色色素斑が多発した．
c：bのダーモスコピー画像では微細なさざ波状・網目状の色素沈着

唇の乾燥や亀裂，湿疹があるアトピー性皮膚炎患者に生じる点状の色素沈着（**図8-b, c**）など，炎症後色素沈着がある．

2．BCC の早期診断

　BCC の好発部位は顔であり，全体の70％以上を占める[11]．顔面における BCC は，発生部位と肉眼所見で多くの場合診断が可能である．顔の BCC

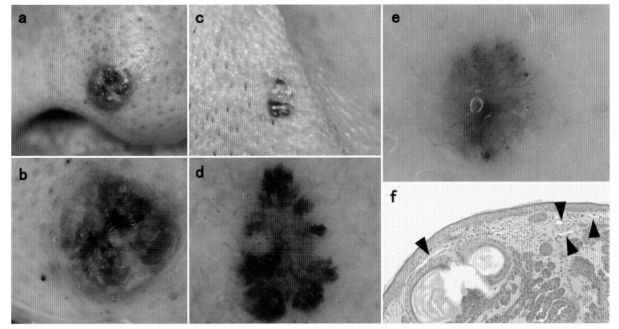

図 9. 結節・潰瘍型 BCC
a：表面に光沢があり，中央が陥凹する黒色の結節
b：a のダーモスコピー画像では大型青灰色卵円形胞巣
c：光沢のある黒色局面状結節
d：c のダーモスコピー画像では葉状構造が取り囲み，中央に樹枝状血管
e：30 代女性の小型の結節型 BCC のダーモスコピー画像．青灰色卵円形胞巣と細い
　樹枝状血管がある．
f：e の病理像．真皮の腫瘍胞巣と表皮の間に拡張した毛細血管（黒矢頭）が複数ある．
　（HE 染色×100）

の診断において発生部位は重要であり，鼻と下眼瞼に集中すること，次いで上口唇とこめかみ部に多いことを頭に入れておく[6]．ダーモスコピーでは，色素ネットワークがないことと，樹枝状に拡張した血管や大型青灰色卵円形胞巣や葉状領域などの BCC の特徴を捉えることができる．早期病変においては BCC に特有の所見が揃っていない場合であっても，透明感を帯びた独特の光沢や細い血管があれば本症を疑う．病変全体が痂皮に覆われている場合は，特異的な所見が隠れてしまうため，生検を要する．また，BCC は，超音波検査で低エコーの病変内に複数の小型の高輝度領域（腫瘍胞巣内の石灰化や角化を反映）が確認できる．以下，臨床的病型ごとに特徴を述べる．

a）結節・潰瘍型

顔面・頭部の BCC で最も多い病型である．初期は，小型の結節で BCC の特徴が少ないが，特有の表面に光沢は捉えることができる．日本人では黒色，褐色，灰色の色素性病変を示し，白人の BCC の大部分では色素が乏しく淡紅色～紅色調である．結節の辺縁の立ち上がりは明瞭で，立ち上がり部は透明感のある正常皮膚色である．大型の病変では癒合した小結節に取り囲まれた堤防状を呈する．しばしば中央に痂皮や潰瘍をみる．ダーモスコピーでは，葉状領域，樹枝状血管，大型青灰色卵円形胞巣を確認する（図 9-a～d）．早期の結節型 BCC は潰瘍を欠くことが多く，光沢を有する黒色の点状小結節・局面で，枝分かれした細い血管を確認する（図 9-e，f）．無（低）色素性 BCC では血管所見や潰瘍が手がかりとなる（図 10）．

b）表在型

表在型はほとんど隆起せず，淡紅色や淡褐色の斑～局面を呈し，しばしば辺縁に点状の色素斑や小結節が並ぶ（図 11）．ダーモスコピーでは多発青灰色小球，葉状領域，車軸領域を確認する．体幹や四肢の発生する BCC の多くがこの病型である．

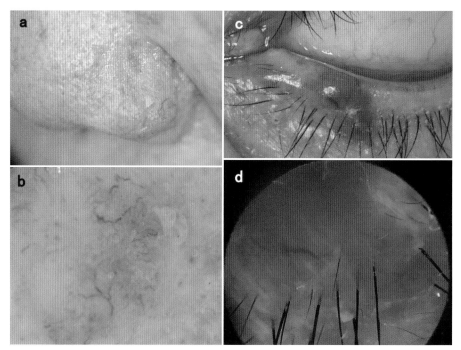

図 10. 無(低)色素性の結節型 BCC

a：鼻翼の淡紅色〜淡褐色の結節

b：a のダーモスコピー画像では樹枝状の血管

c：下眼瞼の紅色ドーム状結節．瞼縁を越えて結膜に及ぶ．

d：c のダーモスコピー画像．わずかに樹枝状の血管が確認できる．

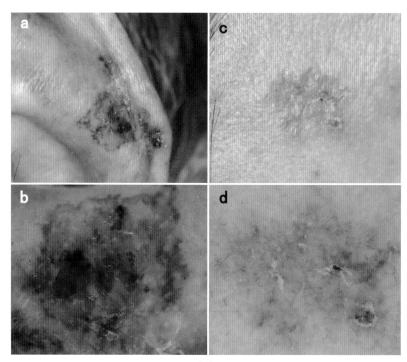

図 11. 表在型 BCC

a：耳介の病変．境界明瞭な色素斑に一部潰瘍を伴う．

b：a のダーモスコピー画像．辺縁に葉状領域

c：低色素性の病変

d：c のダーモスコピー画像．細い蛇行した血管が病変全体に
　　あり，辺縁には葉状構造もある．

c）モルフェア型

モルフェア型はほとんど隆起せず，硬く触れ，やや陥凹することもある．特有の色素沈着がない場合にも，やや光沢を帯びた白色〜淡紅色の無構造領域(shiny white areas)がみえる．

d）鑑別診断

顔面の小型のほくろはドーム状で光沢があると，偽ネットワークが葉状領域のようにもみえてしまうため，小型の結節型 BCC との鑑別が難しい場合がある．表在型 BCC は Bowen 病が鑑別に挙がる．Bowen 病の場合は鱗屑や角化を伴うことが多い．

文　献

1) Marghoob AA, et al：Proposal for a revised 2-step algorithm for the classification of lesions of the skin using dermoscopy. *Arch Dermatol*, **146**(4)：426-428, 2010.

2) McCarthy JT：ABCDs of Melanoma. *Cutis*, **56**(6)：313, 1995.

3) Dinnes J, et al：Visual inspection and dermoscopy, alone or in combination, for diagnosing keratinocyte skin cancers in adults. *Cochrane Database Syst Rev*, **12**：cd011901. 28, 2018.

4) Gachon J, et al：First prospective study of the recognition process of melanoma in dermatological practice. *Arch Dermatol*, **141**(4)：434-438, 2005.

5) Argenziano G, et al：Seven-point checklist of dermoscopy revisited. *Br J Dermatol*, **164**(4)：785-790, 2011.

6) Omodaka T, et al：Ultraviolet-related skin cancers distribute differently on the face surface. *Br J Dermatol*, **185**(1)：205-207, 2021.

7) Lallas A, et al：The dermoscopic inverse approach significantly improves the accuracy of human readers for lentigo maligna diagnosis. *J Am Acad Dermatol*, **84**(2)：381-389, 2021.

8) 斎田俊明：メラノーマ・母斑の診断アトラス．文光堂．pp. 89-96, 2014.

9) Minagawa A, et al：Melanomas and mechanical stress points on the plantar surface of the foot. *N Eng J Med*, **374**(24)：2404-2406, 2016.

10) Koga H, et al：Revised 3-step dermoscopic algorithm for the management of acral melanocytic lesions. *Arch Dermatol*, **147**(6)：741-743, 2011.

11) 竹之内辰也：一冊でわかる皮膚がん(斎田俊明ほか編)．文光堂．pp. 122-134, 2011.

FAX 専用注文用紙 | 5,000円以上代金引換 | (皮 '24.7)

<table>
<tr><td colspan="2">

Derma 年間定期購読申し込み（送料弊社負担）
□ 2024 年 1 月～12 月（定価 43,560 円）　　□ 2023 年＿＿月～12 月
</td></tr>
<tr><td>

□ **Derma バックナンバー申し込み**（号数と冊数をご記入ください）
No.　　　／　　　冊　　　No.　　　／　　　冊　　　No.　　　／　　　冊
</td></tr>
</table>

	冊
Monthly Book Derma. 創刊 20 周年記念書籍 □ **そこが知りたい 達人が伝授する日常皮膚診療の極意と裏ワザ**（定価 13,200 円）	冊
Monthly Book Derma. 創刊 15 周年記念書籍 □ **匠に学ぶ皮膚科外用療法―古きを生かす，最新を使う―**（定価 7,150 円）	冊
Monthly Book Derma. No. 348（'24.6 月増刊号） □ **達人が教える！ "あと一歩"をスッキリ治す皮膚科診療テクニック**（定価 6,490 円）	冊
Monthly Book Derma. No. 340（'23.10 月増大号） □ **切らずに勝負！皮膚科医のための美容皮膚診療**（定価 5,610 円）	冊
Monthly Book Derma. No. 336（'23.7 月増刊号） □ **知っておくべき皮膚科キードラッグのピットフォール**（定価 6,490 円）	冊
Monthly Book Derma. No. 327（'22.10 月増大号） □ **アトピー性皮膚炎診療の最前線―新規治療をどう取り入れ，既存治療を使いこなすか―**（定価 5,500 円）	冊
Monthly Book Derma. No. 320（'22.4 月増刊号） □ **エキスパートへの近道！間違えやすい皮膚疾患の見極め**（定価 7,770 円）	冊

PEPARS 年間定期購読申し込み（送料弊社負担）
□ 2024 年 1 月～12 月（定価 42,020 円）　　□ 2023 年＿＿月～12 月

□ **PEPARS バックナンバー申し込み**（号数と冊数をご記入ください）
No.　　　／　　　冊　　　No.　　　／　　　冊　　　No.　　　／　　　冊

	冊
□ **カスタマイズ治療で読み解く美容皮膚診療**（定価 10,450 円）	冊
□ 足の総合病院・下北沢病院がおくる！ポケット判 **主訴から引く足のプライマリケアマニュアル**（定価 6,380 円）	冊
□ **目もとの上手なエイジング**（定価 2,750 円）	冊
□ **カラーアトラス 爪の診療実践ガイド 改訂第 2 版**（定価 7,920 円）	冊
□ **イチからはじめる美容医療機器の理論と実践 改訂第 2 版**（定価 7,150 円）	冊
□ **臨床実習で役立つ 形成外科診療・救急外科処置ビギナーズマニュアル**（定価 7,150 円）	冊
□ **足爪治療マスター BOOK**（定価 6,600 円）	冊
□ **図解 こどものあざとできもの―診断力を身につける―**	冊
□ **美容外科手術―合併症と対策―**（定価 22,000 円）	冊
□ **足育学 外来でみるフットケア・フットヘルスウェア**（定価 7,700 円）	冊
□ **実践アトラス 美容外科注入治療 改訂第 2 版**（定価 9,900 円）	冊
□ **Non-Surgical 美容医療超実践講座**（定価 15,400 円）	冊
□ **スキルアップ！ニキビ治療実践マニュアル**（定価 5,720 円）	冊

その他(雑誌名/号数，書名と冊数をご記入ください)
□

お名前	フリガナ		診療科
		要捺印	
ご送付先	〒　　　―		

TEL：　　　（　　　）　　　　　　　FAX：　　　（　　　）

FAX 03-5689-8030 全日本病院出版会行

バックナンバー 一覧

2024 年 6 月現在

Monthly Book

Derma.

─ 2024 年度　年間購読料　43,560 円 ─
通常号：定価 2,860 円（本体 2,600 円＋税）×11 冊
増大号：定価 5,610 円（本体 5,100 円＋税）×1 冊
増刊号：定価 6,490 円（本体 5,900 円＋税）×1 冊

※各号定価：2021～2022 年：本体 2,500 円＋税（増刊・増大号は除く）

　　　　　　2023 年：本体 2,600 円＋税（増刊・増大号は除く）

※その他のバックナンバーにつきましては，弊社ホームページ
（https://www.zenniti.com）をご覧ください.

編集主幹：照井　正　日本大学教授(研究所)
　　　　　大山　学　杏林大学教授
　　　　　佐伯秀久　日本医科大学教授

No. 350　編集企画：
加藤裕史　名古屋市立大学准教授

Monthly Book Derma．　No. 350

2024 年 7 月 15 日発行(毎月 15 日発行)
　　　定価は表紙に表示してあります．
　　　　　　Printed in Japan

発行者　　末 定 広 光
発行所　　株式会社　全日本病院出版会
〒 113-0033 東京都文京区本郷 3 丁目 16 番 4 号 7 階
　　　電話　(03)5689-5989　Fax　(03)5689-8030
　　　郵便振替口座 00160-9-58753
印刷・製本　三報社印刷株式会社　　　電話　(03)3637-0005
広告取扱店　㈱メディカルブレーン　　電話　(03)3814-5980